Rheuma

Dr. Roland Diezi

Rheuma

Vorbeugen und Heilen aus ganzheitlicher Sicht

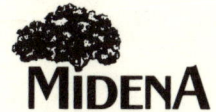

Alleinvertrieb für Deutschland:
WELTBILD VERLAG GmbH
Steinerne Furt 68, W-8900 Augsburg

© 1992 – MIDENA VERLAG, CH-5024 KÜTTIGEN/AARAU
Gestaltung Umschlag: Dora Hirter, Aarau
Gestaltung Inhalt und Satz: Kneuss Satz AG, Lenzburg
Herstellung: Druckerei Ebner Ulm
Verantwortliche Verleger: Alfred und Léonie Haefeli

ISBN 3-310-00130-X

Inhaltsverzeichnis

9 Vorwort

13 Einleitung

17 «Rheuma» im Spiegelbild der Statistik

19 **Entstehung und Behandlung einzelner «Rheuma»-Formen (konventionelle Sicht)**
24 Was ist Gicht?

31 **Entstehungsgründe für «Rheuma» aus erweiterter Sicht**
32 Rheuma – Folge eines unausgewogenen Speiseplans?
34 Rheuma – wegen Säureüberschuss?
36 Rheuma – wegen zuviel Fleischkonsum?
39 Rheuma – wegen Eiweissüberschuss?
42 Rheuma – eine Folge von Übergewicht?
43 Rheuma – wegen Verstopfung?
44 Rheuma – wegen Vergiftung der Darmflora?
45 Rheuma – Produkt einer allgemeinen Vergiftung?
47 Rheuma – verursacht durch «Herde» oder Störfelder?
48 Rheuma – Folge einer Regulationsstörung im Körper?
50 Rheuma – wegen Störung des vegetativen Nervensystems?
51 Rheuma – ein energetisches Problem?
53 Rheuma – Folge einer falschen Körperhaltung?
54 Rheuma – ein Bewegungsproblem?
61 Rheuma durch Unterkühlung – eine Bekleidungsfrage?

62 Rheuma – bedingt durch Erdstrahlen?
64 Rheuma – eine Autoimmunkrankheit?
64 Rheuma – vererbt?
65 Rheuma – Risikofaktoren bezüglich Alter und Geschlecht
66 Rheuma – soziales Umfeld, Familie, Arbeitsplatz
66 Rheuma und Stress
67 Rheuma und Gewohnheit
69 Rheuma – seelisch bedingt?

71 **Ursache und Sinn der Krankheit**
77 Rheuma und unsere Energiezentren
79 Rheuma und Schmerz
82 Krankheit und Karma

85 **Grundtherapie (was jeder selbst tun kann)**
87 Heilung durch Ernährung
95 Diätetische Empfehlungen zur Gicht-Prophylaxe und bei Gicht
97 Heilung durch körperliches Training
102 Heilung durch richtige geistige Einstellung

107 **Spezielle Therapie-Ansätze**
107 Selbsthilfe-Massnahmen
109 Phytotherapie
113 Homöopathie
114 Alternative und ergänzende Methoden
120 Klinische biologische «Rheuma»-Grundbehandlung

123 **Prophylaxe**
123 «Rheuma»-Prophylaxe – ein Aufruf an alle Gesunden
129 Stress-Prophylaxe als «Rheuma»-Prophylaxe
135 Diagnostische Möglichkeiten zur Prophylaxe

- 137 **Ernährung für Gesunde und Kranke (ohne Spezialdiät)**
- 137 Ernährungsgrundsätze
- 143 Säure-Basen-Gleichgewicht
- 164 Organuhr. Gute und schlechte Zeiten für die Nahrungsaufnahme
- 165 In Ruhe und mit Genuss essen
- 167 Verdauungszeit einiger Nahrungsmittel
- 168 Vollwerternährung
- 171 Die Getreidenahrung hat nur Vorteile
- 174 Haysche Trennkost
- 178 Rohkost und Verdauungs-Leukozytose
- 181 Trinken: wieviel, was und wann?
- 187 Faserstoffe (Ballaststoffe)
- 191 Milchsäure
- 194 Phytin
- 196 Cholesterin
- 202 Krebsgefährdung durch Nitrosamine
- 204 Nahrungsmittel-Allergien
- 207 Fasten
- 215 Ernährungsgewohnheiten und Gesundheitsgefährdung
- 219 Lebensmittelqualität aus der Sicht des Konsumenten
- 228 Nahrungsergänzung durch basische Mineralsalze?

- 234 **Literatur**
- 237 **Stichwortverzeichnis**

Dank

Herzlichen Dank an Herrn Bruno Riek und Frau Suzanne Pitteri für ihre wertvollen Anregungen sowie Frau Léonie Haefeli für ihre Lektoratsarbeit.

Roland Diezi

Vorwort

«Rheuma» ist ein ernstzunehmendes Thema, wenn wir die Krankheitsstatistik ansehen. Weltweit leiden rund 10% der Menschen an «Rheuma», doch «potentielle Rheumatiker» sind wahrscheinlich mehr als die Hälfte der «zivilisierten» Menschen, mit zunehmender Tendenz und immer jüngeren Betroffenen – ein Hinweis auf eine Zivilisationskrankheit.

Was ist denn «Rheuma» überhaupt? Fast jeder hat seine eigene Vorstellung, und jeder «Rheuma»-Kongress liefert neue Definitionen, Abgrenzungen und Ursachen. Wenn sich schon die Fachwelt nicht einig ist, wie können es die Laien sein?

Das vorliegende Buch ist nicht medizinisch orientiert. Es setzt sich auch nicht mit den oft verwirrlichen Krankheitsbildern der heute weit über 100 verschiedenen Rheumaformen auseinander. Es ist primär ein **Buch für Betroffene, das mögliche Ursachen von «Rheuma» und von Zivilisationskrankheiten allgemein aufzeigt und Therapie-Vorschläge anbietet.**

Es ist aber auch ein Buch für Gesunde, damit sie es bleiben (Prophylaxe!). Je früher der einzelne mit der Gesundheitsvorsorge anfängt, desto eher besteht die Chance, gesund zu bleiben. Ich möchte auch an die Verantwortung der Eltern ihren Kindern gegenüber appellieren: Sie können dem Nachwuchs bestmögliche Voraussetzungen für ein gesundes Leben bieten.

Eine wichtige Grundlage ist die **Ernährung**. Sie soll unseren Körper nicht bloss ernähren, sondern ihn auch beleben und ihm die Möglichkeit geben, sich von angesammelten Schlakken (Giftstoffen) zu befreien. Ebenso wichtig ist eine **ausreichende Bewegung**. Sie steht im direkten Zusammenhang mit dem Organismus, der für das gute Funktionieren des biologischen Energiesystems verantwortlich ist. Übergeordnetes, tragendes Element ist schliesslich unsere **geistige Haltung,** so, wie wir zum Leben, zu uns selbst, zu unseren Mitmenschen und zu unserer Umwelt stehen. Wenn dieser geistige Überbau nicht im Gleichgewicht ist, bringen langfristig auch eine gesunde Ernährung und die Bewegung nicht den gewünschten Erfolg. Anders ausgedrückt: mit der «richtigen» Ernährung und dem körperlichen Training schaffen wir die Grundlage, um «gut» zu funktionieren und vielleicht sogar, um lange zu leben. Zusammmen mit dem dritten Faktor – der «richtigen» geistigen Einstellung – sind die **Voraussetzungen für wahren Lebensgenuss, für Zufriedenheit und Glück** optimal.

Ausgehend von der Grundlage **Ernährung – Bewegung – geistige Einstellung** werden in diesem Buch noch eine Reihe spezieller Therapieansätze behandelt. Der Leser soll das aufnehmen, was ihn anspricht, und das Machbare in seinen Tagesablauf einfügen. Das Buch bietet keine Patentrezepte an, die für alle Menschen gleichermassen Gültigkeit haben, sind wir doch Individuen und nicht Schablonen. **Das «Werkzeug» zu Gesundheit und Glück ist vorhanden. Es kommt nur darauf an, wie es jeder einzelne einsetzt.** Noch ein Ziel wird mit diesem Buch verfolgt: es will im Leser wieder den **gesunden und natürlichen Instinkt wecken,** der ihn im Leben sicherer als jede noch so bedeutende Autorität leiten kann.

Damit der Weg aus der Krankheit in die Gesundheit zu einem wahren «Heilungsweg» von Körper, Geist und Seele wird, muss **jeder Betroffene in voller Selbstverantwortung und Selbstbestimmung agierend und nicht reagierend seinen eigenen Weg gehen.**

Aber auch **Gesunde** (z. B. Angehörige und Freunde von Kranken, Ärzte und Pflegende) **«dürfen» das eine oder andere «Rezept» wie ein noch fehlendes Mosaiksteinchen in ihr Leben und Wirken einbauen.**

Vorwort

Das vorliegende Buch macht einesteils klare und nachvollziehbare wissenschaftliche Aussagen, andernteils hat es aber auch eine «unwissenschaftliche» Seite, wo mehr die individuelle Erfahrung und psychisch-geistige Aspekte im Vordergrund stehen.

So mancher Rheumatiker ist um seine gesunde, positive Einstellung zur Krankheit zu beneiden: er ist willens, seinen Lebensstil zu ändern und aktiv etwas für die Gesundheit zu tun. Er unterscheidet sich darin von vielen gesunden Menschen, für die die Gesundheit das Selbstverständlichste der Welt ist, unwissend, dass sie mit ihrem Fehlverhalten das kostbarste Gut gefährden. Am meisten kommt diese Einstellung in unserer täglichen Ernährung zum Ausdruck. Das Buch setzt sich aus diesem Grunde aus zwei Teilen zusammen und versucht, einerseits «Rheuma» und andererseits die Ernährung allgemein in einen ganzheitlichen Zusammenhang zu stellen.

Anmerkung: Im Buch wird anstelle des richtigerweise zu verwendenden Ausdrucks «Krankheiten des rheumatischen Formenkreises» oft auch der alte Begriff «Rheuma» verwendet.

Einleitung

Die Bezeichnung **«Rheumatismus»** stammt aus dem Griechischen und heisst so viel wie «das Fliessen», da nach Ansicht der Griechen im Körper fliessende Krankheitsstoffe die Ursache für «Rheuma» waren. «Rheuma» ist ein **Sammelbegriff** für Hunderte verschiedenster Krankheitsbilder, die fast überall im menschlichen Organismus auftreten können. Es sind Leiden, die von Arthrose über Sehnenscheidenentzündung, Rückgratverkrümmung, Gicht bis hin zur chronischen Polyarthritis und allgemeinem Knochenschwund reichen. Am meisten betroffen ist der **Stütz- und Bewegungsapparat bestehend aus Knochen, Gelenken, Sehnen, Bändern, Muskeln und der Wirbelsäule** mit ihrem gestörten Knochen- und Knorpelprozess, und sogar die **Nerven** können miteinbezogen sein. Bei der rheumatoiden Entzündung ist das **Bindegewebe** «befallen», das den ganzen Körper durchzieht und deshalb fast überall zu Störungen führen kann.

Die vielen rheumatischen Erscheinungsformen haben eine Gemeinsamkeit, nämlich die meist mit der Krankheit auftretenden ziehenden und reissenden **Schmerzen**. Solange bei «Rheuma» der Schmerz noch wandert, liegt eine mildere Form der Krankheit vor. Ernster ist der festsitzende, lokalisierte Schmerz. Dauernde Schmerzen führen oft auch zu **Depressionen,** was sich wiederum negativ auf die subjektive Schmerzempfindung auswirkt.

Dass Rheumatismus schwer fassbar zu sein scheint, drückt sich sehr gut in folgender schulmedizinischer **Definition** (Roche-Lexikon, 1984) aus: **Symptomatologischer Gruppenbegriff (ohne diagnostische Wertigkeit) für «schmerzhafte und funktionsbeeinträchtigende»** Zustände des Muskel-

Skelettsystems unter Einschluss der sie begleitenden oder auch isoliert auftretenden Vorgänge an anderen «Organsystemen». Unterschieden werden der «entzündliche Rheumatismus» an Gelenken und Weichteilen (Arthritis), Muskelrheumatismus, Gelenkrheumatismus, und zwar als idiopathischer (ohne erkennbare Ursache entstanden) bzw. infektiöser bzw. allergischer Rheumatismus und der degenerative Rheumatismus (Arthrose).

Wegen der vielen Erscheinungsformen von «Rheuma» spricht heute die Medizin auch von **Krankheiten des rheumatischen Formenkreises.** Die Schulmedizin steht «Rheuma» immer noch ziemlich hilflos gegenüber, da sie trotz intensiver Forschung noch wenig über die Ursachen und Zusammenhänge weiss und deshalb auch noch keine eigentliche kurative Behandlung anzubieten vermag. Die konventionelle Medizin kann Entzündungen und Schmerzen bloss durch Medikamente lindern; sie kann bestenfalls eine Verzögerung des Krankheitsverlaufs bewirken und prothetische Hilfen anbieten, wenn der Krankheitsverlauf schon zu weit fortgeschritten ist. Von der Prophylaxe und der ursächlichen Behandlung oder gar Heilung dieser Volkskrankheit ist die Schulmedizin jedoch weit entfernt. Leider führen konventionelle Therapien (z. B. mit Medikamenten) oft zu noch grösseren gesundheitlichen Problemen (sogenannte iatrogene Krankheiten). Etwas bissig hat es Aldous Huxley ausgedrückt: «Die medizinische Forschung hat so enorme Fortschritte gemacht, dass es praktisch überhaupt keine gesunden Menschen mehr gibt.» Der Grund liegt darin, dass sich unsere heutige Medizin zu stark an der «Krankheit» orientiert, um mehr über die Krankheit zu erfahren, statt sich auf die Gesundheit zu konzentrieren. Prof. Dr. Werner Kollath meinte: **«Nicht die ärztliche Wissenschaft sollte das Ziel sein, sondern die Gesundheit der Menschen».** Wir haben auch «Kranken»häuser und «Kranken»kassen – entsprechend unserer Einstellung. Diese Bemerkungen sollen die Verdienste der konventionellen Medizin nicht schmälern. Sie ist ein Spiegelbild unseres Zeitgeistes und bleibt damit auch wandlungsfähig. Ein Zurückfinden zum «Sinn der Krankheit» dürfte die Schulmedizin bei den chronischen Krankheiten – Geisseln unserer Zeit, wovon «Rheuma» nur eine ist – ein gutes Stück weiterbringen.

‹Rheuma›
im Spiegelbild der Statistik

Die folgenden «Rheumazahlen» sind zum Teil Richtwerte und Schätzungen, die auch die wirtschaftliche Bedeutung dieser teuersten und neben den Herz-Kreislaufstörungen am weitesten verbreiteten Zivilisationskrankheit zum Ausdruck bringen.

Die Zahl der «Rheuma»-Kranken nimmt ständig zu. Immer mehr sind auch Kinder betroffen. Weltweit leiden schätzungsweise 10% der Menschen an «Rheuma» (Krebserkrankungen wesentlich weniger). In den zivilisierten Ländern haben jedoch mehr als die Hälfte der Bevölkerung erste Anzeichen der Krankheit. In der **Schweiz** allein leiden 600 000-800 000 Personen unter **Arthrose** (degenerative Gelenksveränderung). Insgesamt sind es 1,2 Mio. «Rheuma»-Kranke (ca. 20% der Bevölkerung), die in ärztlicher Behandlung sind. Doch haben bereits 3-5 Mio. (50-80%) der Schweizer Bevölkerung typische Anzeichen von «Rheuma».

In der alten Bundesrepublik **(BRD)** leidet etwa jeder dritte an dieser Krankheit. Von 1960-1985 stieg die Zahl der Rheumatiker von 1,25 Mio. auf 20 Mio.(!). Mehr als 30% aller Frührentner sind Opfer von «Rheuma».

In den **USA** leiden über 50 Mio. Menschen (ungefähr jeder vierte) allein an **Arthritis**. Jährlich werden dafür schätzungsweise 10 Milliarden Dollar für die Schmerzlinderung ausgegeben.

Osteoarthritis – eine degenerative Gelenkerkrankung mit Knochenbeteiligung – befällt laut einer amerikanischen Studie 97% der Bevölkerung über 60 Jahren. 15-20 Mio. Amerikaner haben **Osteoporose**. Pro Jahr werden rund 1,2 Mio. **Knochenbrüche** registriert, die auf Knochenschwund zurückzuführen sind (wovon etwa 25% der Frauen über 60 sind). Rund 7 Mio. Menschen haben **Lähmungserscheinungen** rheumatischen Ursprungs. **Kreuzschmerzen** sind der häufigste Grund bei Arbeitsunfähigkeit der unter 45jährigen. Ca. 10% der «Rheuma»kranken leiden unter einer **entzündlichen Form**. Auf die **degenerativen «Rheuma»formen** entfallen ca. 50% und den sogenannten **Weichteilrheumatismus** ca. 40%. Schätzungsweise 60% aller rheumatischen Beschwerden sind auf Probleme im Bereich der **Wirbelsäule** zurückzuführen.

Entstehung und Behandlung einzelner ‹Rheuma›-Formen (konventionelle Sicht)

Da sich die rheumatischen Probleme hauptsächlich im Bewegungsapparat unseres Körpers bemerkbar machen, scheint es sinnvoll, zuerst einmal den Aufbau eines gesunden Gelenkes zu betrachten, vereinfacht natürlich: Die zwei aufeinanderliegenden Knochenenden eines Gelenkes sind von einer Knorpelschicht (Polster) überzogen und durch einen Gelenkspalt, der die Gelenkschmiere (Synovia) enthält, voneinander getrennt. Neben der «Schmierfunktion» zur Verminderung der Reibungskräfte im Gelenk besitzt die Synovia auch eine knorpelernährende Funktion. Produziert wird die Gelenkschmiere von der Gelenkinnenhaut (Synovialis), die sie einschliesst. Das Gelenk wird durch die Gelenkkapsel und die Bänder zusammengehalten und gestützt. Für die Beweglichkeit sorgen die Sehnen und Muskeln, die auf jeder Seite des Gelenkes an den Knochen ansetzen. Für die Funktionsfähigkeit braucht es auch die Nerven, die unter anderem die Muskeln in Gang setzen, sowie die Gefässe, die für den Stoffaustausch sorgen.

Die Entstehung der **chronischen Polyarthritis,** bei der die Gelenke nach und nach steif werden, kann man sich folgendermassen vorstellen: Die Gelenkinnenhaut, die bekanntlich die Gelenkschmiere produziert und den Knorpel nährt, gehört zu den am schlechtesten versorgten Teilen des Körpers, da sie nicht direkt am Blutkreislauf angeschlossen ist. Die Gelenkinnenhaut wird bloss bei kräftigen Muskelbewegungen, die das Blut heranpumpen und absaugen, ernährt und von Abfallstoffen befreit. Fehlt die Bewegung, «verhungert» das Gelenk, trocknet aus und erstickt in den eigenen Abfallprodukten. Das veränderte Gewebe wird von nun an von den körpereigenen Abwehrkräften als «fremd» behandelt und angegriffen (Autoimmunreaktion S. 64). Eine **Entzündung der Gelenkinnenhaut** ist die Folge. Dabei entstehen zusätzlich aggressive Zersetzungsprodukte, welche die Gelenkinnenhaut weiter zerstören. Die Entzündung greift schliesslich auf **Knorpel, Bänder und Knochen** über. Es ist eine schleichende Krankheit, die ihren Fortgang nimmt (chronisch wird) und schliesslich auf viele Gelenke übergreifen kann (deshalb chronische Polyarthritis).

Bei der akuten Arthritisform (auch rheumatisches Fieber genannt) können die Entzündungen plötzlich und mit heftigem Schmerz auftreten und ebenso schnell wieder abklingen.

Aus dem bisher Gesagten wird verständlich, weshalb bei rheumatischen Gelenksentzündungen sowohl ein Ruhigstellen wie auch eine Wärmeanwendung (lange praktizierte Methode der Schulmedizin) völlig verkehrt ist. Die Ruhigstellung führt zu einer schlechteren Blutversorgung und Ernährung wie auch zu einem ungenügenden Abtransport der Abbaustoffe im erkrankten Gelenk. Die Wärme beschleunigt den Entzündungsvorgang zusätzlich und damit auch den Zerstörungsprozess im erkrankten Gelenk. In der Schulmedizin wird neben einer medikamentösen entzündungshemmenden Behandlung und der immer verbreiteteren **Kälteanwendung** neuerdings auch die **Enzymtherapie** häufig angewendet. Die Enzyme (Biokatalysatoren) stammen meist aus Pflanzen (z. B. Ananas, Papaya) und sind in der Lage, die bei der Polyarthritis gebildeten Antigen-Antikörper-Komplexe (aus der gegen das eigene Gewebe gerichteten Immunreaktion) spezifisch zu spalten. Die Enzyme werden entweder direkt am Ort der Entzündung eingespritzt oder in Form von Tabletten eingenommen.

Entstehung und Behandlung

Die **Arthrose** ist eine degenerative «Rheuma»-Form. Sie kann u. a. das Knie-, Hüft- oder Fingergelenk befallen. Davon betroffen sind rund 40% der Rheumatiker. Die Arthrose beginnt mit der Schädigung des Gelenkknorpels. Durch diese «Verletzung» kommt es zu einem Reiz- und Entzündungszustand sowie zu einem Anschwellen des Gelenkes. Der zunehmende Knorpelabrieb führt schliesslich zu einer Einschränkung der Beweglichkeit. Bezüglich Ursache ist der von der Schulmedizin verwendete Begriff des «verschleissbedingten Gelenkrheumatismus» irreführend. Meistens ist nicht eine Überbeanspruchung (Ausnahme: Übergewicht) oder das Alter die Ursache für die arthrotische Degeneration. Viel eher kann mangelnde oder «falsche» Bewegung wie auch eine Verstopfung des Grundsystems durch ungesunde Ernährung (siehe S. 48 ff.) zu einer Unterversorgung und Austrocknung der Knorpelschichten im Gelenk führen. Zu Rückenbeschwerden kommt es in den meisten Fällen bei mangelnder Bewegung oder bei Muskelverspannungen. Beides schwächt die Rückenmuskulatur. Arthrosen treten bei natürlich lebenden Völkern, die sich nicht nur genügend, sondern auch harmonisch bewegen, praktisch nicht auf. Mehr dazu im Kapitel Rheuma und Bewegung S. 54 ff.

Schmerzen entstehen erst bei entzündlichen Prozessen (Arthritis) und nicht durch degenerative Gelenksveränderungen. Oft treten aber beide Formen gleichzeitig auf. Deshalb wird anstelle von Arthrose auch oft von Osteoarthritis gesprochen.

Bei einer Arthrose ist die verbreitete schulmedizinische Behandlung (abgesehen von einer medikamentösen Behandlung) eine Wärmetherapie, sei dies in Form von Wärmebädern, Fango, heissen Kompressen usw. Es gibt aber auch Stimmen, die von einer Wärmebehandlung abraten, da diese passive Methode zu Stauungen und Schlaffheit führt und eine «bessere» Ernährung des Knorpelgewebes verhindert. Deshalb wird häufig für eine kalte Behandlung plädiert, die den ganzen Organismus (Stoffwechsel) aktiviert und die Regeneration des Gelenkknorpels fördert. Voraussetzung ist, dass der Kranke gut durchwärmt ist. Also nie eine Kälteanwendung bei kalten Gliedern! Infolge der Widersprüchlichkeit, wann eine Kälteanwendung und wann eine Wärmebehandlung mehr hilft, muss der Betroffene selbst entscheiden, was für ihn «stimmiger», d. h. meist auch heilsamer ist. Instinktiv wird er richtig entscheiden.

Beim **Weichteilrheumatismus,** von dem etwa jeder zweite Rheumatiker betroffen ist, sind nicht die Gelenke geschädigt, sondern die weichen Teile des Bewegungsapparates: Sehnen, Sehnenscheiden, Bänder, Bindegewebe, Muskeln und Nerven. Dabei kommen sowohl degenerative wie auch schmerzhafte entzündliche Prozesse vor. Im grossen und ganzen handelt es sich um eine relativ leicht verlaufende Rheumaform, die oft durch Fehl- und Überbelastung/Haltungsfehler mit erhöhter Muskelanspannung verursacht wird. Die Verspannung führt zu einer schlechteren Durchblutung. Dadurch können sich Schlackenstoffe ansammeln, welche schliesslich die Funktionen beeinträchtigen und Schmerzen verursachen. Da sowohl die Formen wie auch die auslösenden Faktoren sehr verschieden sind, gibt es auch beim Weichteilrheumatismus keine allgemein gültige Behandlungsweise.

Bei den sogenannten **Risikogruppen** ist die Entstehung gewisser rheumatischer Leiden wahrscheinlicher als bei Vergleichsgruppen. Dazu zählen **ältere Leute** und **Frauen,** die nach der Menopause **Osteoporose-gefährdeter** sind.

Der Schwund der Knochenmasse ist heute eines der grössten Gesundheitsprobleme im Alter. Vermutlich wird mit zunehmendem Alter vermehrt **Calcium** benötigt, da wahrscheinlich weniger Calcium aus der Nahrung resorbiert werden kann. Als Folge des Knochenschwundes kommt es häufiger zu Knochenbrüchen. Erste Anzeichen der Osteoporose sind das Schrumpfen der Körpergrösse und eine Krümmung der Wirbelsäule. **Risikofaktoren der Osteoporose** sind: Bewegungsmangel (siehe S. 54 ff.), ungenügende Calcium-Versorgung durch eine falsche Ernährung, Alkohol, Tabak, hoher Kaffee-Konsum, genetische und hormonelle Faktoren sowie gewisse Medikamente (Corticoide, Tetrazykline, einige Diuretika, usw.).

Das Knochengewebe ist unsere eigentliche Calcium-Bank. Der Calcium-Bedarf ist umso höher, je grösser der tierische Eiweisskonsum ist. Eine Tatsache, die nachdenklich stimmt: in der Schweiz werden pro Kopf und Jahr über 60 kg Fleisch konsumiert. In den USA sind es sogar bereits über 100 kg! In diesen Zahlen sind auch Kleinkinder, Vegetarier und ältere Menschen miteingerechnet, welche bekanntlich wenig bis kein Fleisch essen. Somit entfallen auf die «echten» Fleischesser noch grössere Mengen. Pro 100 g verzehrtem tierischem Eiweiss wird 1 g Calcium mehr benötigt, um die durch das Fleisch verursachte Übersäuerung zu neutralisieren (R. Heaney, 1982; M. Hegsted, 1981). Ebenso entkalkend wirken auch der weisse Zucker sowie das von den wertvollen mineralstoffreichen Randschichten befreite Getreide (Weissmehlprodukte).

Damit die Knochen nicht spröde werden, sondern immer eine gewisse Elastizität haben, unterliegen sie einem lebenslangen Erneuerungsprozess, d. h. die Knochenzellen lösen sich dauernd auf und werden durch neue ersetzt. Im Tierversuch konnte eindeutig nachgewiesen werden, dass es bei einer zu geringen Calcium-Zufuhr durch die Nahrung zu einem langsamen, stetigen Abbau der Knochen kommt. Während der Knochenaufbau kontinuierlich, aber langsam vor sich geht, ist der Knochenzerfall bei ungenügender Calcium-Zufuhr extrem rasch. Die Zahl der Knochenbrüche ist umgekehrt proportional zur Calcium-Einnahme (Prof. H. Fleisch, 1988).

Ob die **Calcium-Resorption** gut oder schlecht ist, hängt nicht nur von der Calcium-Quelle ab, sondern von Faktoren wie Verdauungslage (voller oder leerer Magen), vom verfügbaren Vitamin D, vom Phosphatgehalt der Nahrung (zu viel Phosphat, z. B. in vielen konservierten Fertigprodukten enthalten, führt zu Calcium-Verlust), vom Konsum von Genussmitteln wie Kaffee, Alkohol und Tabak usw. Die Calcium-Resorption ist jedoch vor allem von unserer Bewegung abhängig. Das Mineral kann nur richtig aufgenommen und in unser Knochensystem eingebaut werden, wenn das nötige körperliche Training vorhanden ist! (siehe auch «Rheuma – ein Bewegungsproblem», S. 54, therapeutischer Ansatz, S. 97.

Der folgende Therapieansatz (auch Prophylaxe) kann bei Osteoporose, aber auch bei allen rheumatischen Erkrankungen «heilsam» sein (wird von der Schulmedizin noch nicht allgemein vertreten).

Dem Knochenschwund kann nur durch konsequente Prävention, wenn möglich schon in der Kindheit, entgegengewirkt werden: erstens durch vollwertige Ernährung ohne raffinierte Nahrungsmittel, viel vitalstoffreiche Rohkost, zweitens durch Einschränkung oder besser noch durch Verzicht auf tierische Nahrungsmittel und drittens mit regelmässigem Körpertraining. ■

Unter Umständen sind auch zusätzliche Calcium- und Magnesium-Gaben nötig, da beide zusammen Härte und Festigkeit der Knochen bestimmen. Ein Mineralsalzgemisch (z. B. Nimbasit/Erbasit) ist vor allem dann angezeigt, wenn der pH des Urins sauer ist, d. h. weniger als pH 7 beträgt (weitere Informationen S. 156).

Was ist Gicht?

Gicht ist eine meist erblich bedingte Störung **im Purin-Stoffwechsel,** die aber eine spezifische Zivilisationskost braucht, um überhaupt entstehen zu können. Betroffen sind vorwiegend Männer mittleren Alters – meist übergewichtige – und zum Teil auch Frauen nach der Menopause. Die Purine sind organische Verbindungen, die in allen Zellen als Nukleotide (Zellkernmaterial) vorkommen. Beim Abbau der Purine aus der Nahrung (vor allem im Fleisch enthalten) wie auch beim Abbau von überaltetem Zellmaterial (endogen) entsteht die schwer wasserlösliche **Harnsäure**. Im Normalfall wird sie im Harn ausgeschieden. Währenddem wir auf die endogene Harnsäurebildung kaum Einfluss haben, können wir die exogen verursachte Harnsäure – aus Nahrungspurinen gebildete Harnsäure – weitgehend steuern. Im Falle von Gicht sind die Harnsäurewerte im Blutserum extrem hoch. Der Grund der Störung ist nicht im Detail bekannt. Der hohe Harnsäurewert kann verschiedene Ursachen haben: eine endogen gesteigerte Harnsäurebildung, ein ungenügender Abbau mangels Enzymen, eine verminderte Ausscheidung der Harnsäure über die Nieren. Die zusätzlich mit der Nahrung aufgenommenen Purine können bei Neigung zu Gicht nicht verkraftet werden. Der erhöhte Harnsäurewert im Blut kann jahrzehntelang ohne klinische Krankheitszeichen (Gichtanfälle) bestehen. Ist das (individuelle) Mass überschritten, können sich winzige Harnsäurekristalle bilden und sich im Bindegewebe sowie schliesslich im Gelenkknorpel und in den Sehnenscheiden usw. ablagern. **Schmerzanfälle** werden durch die spitzigen **Harnsäurekristalle** ausgelöst, die oft so stark sein können, dass eine Gelenkbewegung unmöglich ist.

Zu einem ersten Anfall kommt es vor allem nachts, häufig nach einer örtlicher Abkühlung, nach einer Anstrengung oder nach übermässigem Alkoholgenuss. Der Schmerz ist oft auf ein Gelenk beschränkt (z. B. grosse Zehe), verbunden mit einer Entzündung. Diese verbreitete Art der Gicht in Form von Gelenksentzündungen (Arthritis) lässt sie nicht primär bei den Stoffwechselstörungen einreihen, sondern muss zu den Krankheiten des rheumatischen Formenkreises gezählt werden.

In einem späteren Stadium kommt es zu **Gichtknoten** und zur Schädigung der inneren Organe infolge Harnsäureablagerungen, z. B. zur Bildung von **Nierensteinen** (Harnsäurekristalle) im Nierenbecken. Oft ist die Gicht auch mit einer Hypertonie (Bluthochdruck) verbunden, bedingt durch eine ungenügende Nierentätigkeit.

Üppiges Essen und Trinken sind Schrittmacher der Gicht – einer typischen **Zivilisationskrankheit.** Sie tritt in Notzeiten kaum auf und auch selten bei Bevölkerungsgruppen, deren Kost nicht Fleisch-Fisch-Eier-betont ist, keinen raffinierten Zucker und keine tierischen Fette enthält. Gicht ist also ein **Paradebeispiel einer ernährungsbedingten Wohlstandskrankheit,** die in den letzten 25 Jahren bei uns um rund 2000 % zugenommen hat.

Wichtigster Therapieschritt bei Gicht ist die Änderung der Essgewohnheiten. ∎

Ein hoher Harnsäurespiegel kann bis zu einem gewissen Grade mit dem Verzicht oder der Einschränkung purinreicher Nahrungsmittel gesenkt werden. Noch wichtiger ist aber, dass es gar nicht erst zu Gicht kommt. Spezielle diätetische Empfehlungen zur Gicht-Prophylaxe und bei Gicht, siehe S. 95 ff.

Wie bereits in der «Einleitung» erwähnt, sind **Schmerzen** (und falsche Ernährung) oft die einzigen gemeinsamen Nenner bei den verschiedenen Krankheiten des rheumatischen Formenkreises. Der Schmerz kann dann zu einem wahren **Teufelskreis** werden, wenn der Betroffene die schmerzhaften Glieder und Gelenke schont. Glieder und Gelenke werden schlechter durchblutet, und die angesammelten giftigen Stoffwechselprodukte (vor allem bei Entzündungen) werden nicht mehr richtig entsorgt. Dies kann zu neuen Verhärtungen und Verspannungen führen. Die Folge sind stärkere Schmerzen. Übersteigen sie ein bestimmtes Mass, so ist der Griff zur

Schmerztablette nicht mehr weit. Bekanntlich führt aber ein längerer Schmerzmittelkonsum zu einer subjektiv grösseren Schmerzempfindung, so dass immer stärkere Tabletten benötigt werden. Ein Anfang ohne Ende.

Diesem Teufelskreis kann nur der entfliehen, der sich dieses fatalen Zusammenhangs wirklich bewusst wird und mit Ausdauer und Geduld für eine angemessene Bewegung sorgt. ■

Rheumatische Krankheiten sind zwar nicht tödlich, beeinträchtigen aber die Lebensfreude und die Arbeitsfähigkeit und können möglicherweise zu Invalidität führen. «Rheuma» ist also vorrangig ein **psycho-soziales Problem.** 15-20 % aller Krankschreibungen und Invaliditätsfälle entfallen auf Erkrankungen des rheumatischen Formenkreises. Die Kosten für deren Kur- und Heilbehandlung, die vorzeitige Pensionierung infolge Invalidität und der Verlust von Arbeitstagen sind bedrückend hoch – für die Wirtschaft wie für den Betroffenen. **Rheuma – ein sozialmedizinisches Problem!**

Eine Erkrankung des rheumatischen Formenkreises ist immer eine **Erkrankung des ganzen Menschen** und nicht primär des betroffenen Körperteiles. Eine Übersäuerung beispielsweise wirkt sich immer auf den ganzen Körper aus (Grundsubstanz, S. 48 ff.). Deshalb ist es sinnlos, wenn wir bloss den von «Rheuma befallenen Ort» kurieren, ohne die wahren Ursachen zu kennen.

Der Mensch ist mehr als die Summe seiner Teile. Er ist nur aus dem Wesen seines ganzheitlichen Seins heraus zu verstehen, als Einheit von Körper, Geist und Seele, die sich gegenseitig beeinflussen – verbunden mit der Umwelt. ■

Eine «wahre» Medizin sollte sich deshalb auch in einer ganzheitlichen Betrachtungsweise üben, sonst wird sie der

Komplexität des menschlichen Seins nie gerecht und wird auch nie zu einer ursächlichen Behandlungsweise vorstossen. Dies ist vor allem dann der Fall, wenn jede Krankheit bloss als sinnloses Übel verstanden wird, das so rasch als möglich eliminiert werden muss. Oft bleibt es dann leider bei der Symptombekämpfung.

Ziel einer ganzheitlichen Behandlung ist immer die (Wieder-) Herstellung der Harmonie von Körper-Geist-Seele und deren Beziehung zur Umwelt. ■

Der Weg aus der Krankheit führt über die Schmerzbefreiung hinaus hin zu einer **gesundheitsbewussten Lebens-(Um)Orientierung.**

Gesundheit ist ein dynamischer Prozess! ■

Die Gesundheit kann nur durch ein ständiges gesundheitsbewusstes Leben (**Ernährung, Bewegung, Atmung, Denken, Fühlen, Handeln usw.**) erreicht werden. Kuren oder die blosse Einnahme von Medikamenten helfen wenig, wenn der bisherige Lebensstil beibehalten wird. Warten wir also nicht, bis wir bleibende Schäden (Degenerationen) an Gelenken und Weichteilen haben und uns nur wenig anderes übrig bleibt, als schmerzbekämpfende Medikamente zu schlucken oder uns gar chirurgischen Eingriffen zu unterziehen. Seien wir uns bewusst: Die Einnahme von Medikamenten mag bei grossen Schmerzen kurzfristig befreien und auch bequem sein. Sie beraubt uns jedoch der Chance, uns der Krankheit zu stellen und nach den Gründen zu suchen. Es bleibt alles beim alten. Kein akuter Zustand zwingt uns mehr, Veränderungen des Lebens- und Ernährungsstils sowie der geistigen Einstellung anzustreben. Die eigentliche Ursache des «Rheumas» ist nach wie vor aktiv. Da der «Vergiftungsprozess» vorerst im

Geiste stattfindet, muss man auch dort ansetzen, bevor die betroffenen Gelenke steif sind.

Der ganzheitliche Therapieansatz bei «Rheuma» und auch bei den meisten anderen Krankheiten heisst also: Bewusster und gesünder leben, eine harmonische Entwicklung von Körper, Seele und Geist in einer gesunden Umgebung anstreben. ■

Durch bewusstes und gesünderes Leben schaffen wir die bestmögliche Voraussetzung für eine «stabile» Gesundheit, und es kommt gar nicht erst zur Ansammlung von Toxinen (auch negative Gedanken sind Toxine), die Ursache verschiedener Krankheiten sein können.

Wir sind aufgefordert, unsere Gesundheit aktiv in die eigenen Hände zu nehmen gemäss dem Grundsatz: Wer handelt, wird nicht behandelt. ■

Die Verwirklichung einer «wahren» und «stabilen» Gesundheit erfordert anfänglich **Disziplin,** führt aber nach einiger Übung zur freud- und liebevollen Lebensentfaltung.

Die Wirkung der schulmedizinischen Cortisonbehandlung kann sowohl in bezug auf die Schmerzlinderung wie auch bezüglich Nebeneffekten durch Doppelblindstudien bewiesen werden. Die ganzheitliche Betrachtungsweise ist meistens naturwissenschaftlich nicht nachweisbar. Wer aber die Beziehung zu seinen Gefühlen (nicht nur zu den Emotionen) und Instinkten schult und sich seines Denkens und Handelns bewusst ist, wird die vorangehenden Empfehlungen nicht nur verstehen und nachvollziehen können, sondern sich auch motiviert fühlen, sie in seinen Tagesablauf zu integrieren. Erst dann werden die Selbstheilungskräfte voll aktiviert. Wer sich der Gefahren bezüglich **Nebenwirkungen der schulmedi-**

zinischen medikamentösen Behandlung von «Rheuma» bewusst wird, dem wird ein Umschwenken in Richtung ganzheitlicher und sanfter Medizin keine grosse Mühe bereiten:

Salicylate (z. B. Aspirin) sind die führenden Medikamente bei Arthrosen, chronischer Polyarthritis und allgemeinen «rheumatischen» Schmerzen. Gefährliche Nebenwirkungen sind eine Herzschädigung oder auch Komplikationen im Magen-Darmtrakt (vor allem bei älteren Leuten können gastrointestinale Blutungen und Perforationen vorkommen, Am. J. of Med., 22. 2. 88).

Cortison-Präparate schwächen und unterdrücken das Immunsystem und erhöhen dadurch die Infektanfälligkeit. Durch die künstliche Zufuhr des Nebennierenrindenhormons kann auch die körpereigene Hormonproduktion beeinträchtigt werden. Auch sind psychische Störungen durch den Eingriff in den Hormonhaushalt – ein höchst subtiles Regulationssystem – möglich (siehe auch Stress, S. 132 ff.). Zu den bekannten Nebenwirkungen jahrelanger Cortisonbehandlung gehören auch die Schädigung der Nieren, Schwierigkeiten im Wasserhaushalt und die Förderung unkontrollierter Gewichtszunahme. Umgekehrt können sich Arthrose und Arthritis auch aus einer jahrelangen Cortisonbehandlung (beispielsweise bei Schuppenflechte) entwickeln. Über das Phänomen der Regulationsstarre des Grundregulationssystems, z. B. bei Cortison-Applikationen siehe S. 49 f.

Entstehungsgründe für ‹Rheuma› aus erweiterter Sicht

Paracelsus (Theophrastus Bombastus von Hohenheim, 1489-1541), der revolutionäre Arzt und Heiler, der bis in unsere Tage Wirkendes, allgemein Gültiges aufgestellt hat, ging von den fünf folgenden Krankheitsursachen aus:

- die Konstitution des Menschen resultierend aus dem Erbgut
- die Vergiftung durch die Umwelt
- die falsche Ernährung
- die psychischen Einwirkungen wie etwa Neid und Hass
- und schliesslich die Krankheit als Heimsuchung Gottes, als Prüfung für das menschliche Zusammenleben (nicht einfach mit «Strafe Gottes» zu verwechseln).

Diese Krankheitsursachen haben wohl auch heute noch weitgehend ihre Gültigkeit. Wir werden später auch auf die immateriellen Krankheits-Faktoren eingehen. Wenden wir uns nun aber erst einmal den mehr materiellen Entstehungsgründen von «Rheuma» zu.

«Rheuma» – eine Zivilisationskrankheit? Eine Zeiterscheinung? Eine Folge der allgemeinen **Verweichlichung?** Eine Folge der **Bewegungsarmut?** Eine Folge des allgemeinen **Lebensstils?** Tatsache ist, dass «Rheuma» vorwiegend in der zivilisierten Welt auftritt, sich jedoch auch in Entwicklungsländern zeigt, sobald diese Völker unseren «westlichen» Stil annehmen. Die Entwicklung einer Zivilisationskrankheit – wovon «Rheuma» nur eine ist – braucht Zeit. Die wahren

Ursachen der scheinbar plötzlich ausbrechenden Krankheit werden vielfach nicht erkannt. Dr. med. Max Bircher-Benner hat dies klar gesehen, als er schrieb: **Der Mensch ist ein Gesunder, der Tag für Tag sein Lebenskapital zerstört.**

Es gibt nicht nur eine Ursache – wie wir gleich sehen werden –, «rheuma»krank zu werden. Meist spielen mehrere Faktoren mit. Bei einer einmaligen «Verfehlung» gegen unsere «Lebensordnung» – ein Ausdruck von Dr. Max Bircher-Benner – sind die körpereigenen Selbstheilungskräfte meist noch gross genug, um den Organismus wieder ins Gleichgewicht zu bringen. Erst wenn das individuelle gesunde Mass nachhaltig und in mehrerer Hinsicht während vieler Jahren überschritten wird, kann sich die Krankheit «einnisten». Sie kommt also meist nicht aus heiterem Himmel!

Die wahren Ursachen von «Rheuma» und anderen Zivilisationskrankheiten zu beseitigen und damit die Voraussetzung zur Heilung zu schaffen, heisst, auf einen gesunden Lebensstil umzustellen. Das bedingt die Trennung von vielen, vielleicht liebgewonnenen Ess- und anderen Gewohnheiten. Ein sich lohnender Einsatz – kein Opfer!

«Rheuma», früh erkannt und ganzheitlich angepackt, muss also nicht unabänderliches Schicksal sein! ■

Die folgende Aufzählung möglicher Krankheitsursachen von «Rheuma» erhebt weder Anspruch auf Vollständigkeit noch wurde sie in irgendeiner Form gewichtet.

Rheuma – Folge eines unausgewogenen Speiseplans?

Wir essen **zu viel, zu fettig** (viele verborgene tierische Fette), **zu eiweissreich** (tierisches Eiweiss), zu süss (viele überzuckerte und unnötig gezuckerte Kost und Süssspeisen). Unsere

Entstehungsgründe

Nahrung ist **ballaststoffarm, säureüberschüssig** und mehrheitlich **denaturiert** (viel zu viele Weissmehlprodukte, Konserven und Fertiggerichte). Eine solche Zivilisationskost liefert zwar mehr als genug Kalorien, die für unsere Gesundheit so wichtigen **Vitalstoffe** (Vitamine, Mineralstoffe, Spurenelemente, Enzyme, usw.) sucht man aber vergeblich. Wohin eine derart entwertete Nahrung führen kann, haben schon vor Jahrzehnten Tierfütterungsversuche von Prof. Kollath gezeigt: Degeneration in der 3. Generation, verminderte Fruchtbarkeit und Widerstandskraft.

Und bezüglich «Rheuma»? Dr. med. M. O. Bruker ist überzeugt, dass **alle rheumatischen Erkrankungen ernährungsbedingt sind:** Abnutzungen im Bewegungsapparat bedingt durch hohes Alter oder grosse Belastungen kann es nur geben, wenn Ernährungsfehler den Stoffwechsel im Gewebe der Gelenke, in den Sehnen, in den Knochen und im Knorpel stören. **Vitalstoffmangel** und **Eiweissspeicherung** (siehe später) sowie ein Überschuss an artfremden Molekülen (z. T. auch durch Erhitzen der Nahrung) sind auch bei Gicht, Arthrose, Arthritis, Osteoporose, Ischiasbeschwerden und Muskel«rheuma» mitbeteiligt. Heilerfolge gibt es vor allem bei einer Ernährungsumstellung, d. h. bei einer vegetarischen Ernährung, am besten eine reine Rohkost, wie sie heute gewisse Kliniken anbieten. Selbst Rheumatiker im Rollstuhl kamen durch eine gesunde, natürliche Ernährung wieder auf die Beine.

Auch im Zusammenhang mit einer «schlechten» Ernährung könnte die Beobachtung stehen, dass rheumatisch-arthritische Symptome mit einem Mangel an Spurenelementen im Blut, wie z. B. **Selen,** zusammenhängen. Ein Selenmangel begünstigt übrigens auch die Erkrankung des Herz-Kreislaufsystems, an grünem und grauem Star und erhöht das Krebsrisiko. Das Spurenelement Selen wirkt als natürliches Antioxidans und schützt die Zellmembranen vor Schädigungen durch hochreaktive Substanzen (freie Radikale), welche

u. a. als Abfallprodukte unseres Stoffwechsels entstehen. Aber auch ein **Mangel an den Vitaminen A, C und E** (wirken ebenfalls als Schutzfaktor) kann bei der Entstehung arthritischer Leiden mitverantwortlich sein. Dies haben Versuche mit diesen Antioxidantien gezeigt. «Rheuma», vor allem entzündete Gelenke, steht anscheinend im Zusammenhang mit freien **Sauerstoff-Radikalen**. Diese hochreaktiven und aggressiven Moleküle sind in der Lage, Zellmembranen, Gewebe, Enzyme oder auch Träger der Erbinformation zu schädigen. Sie entstehen während dem Stoffwechsel, können aber auch durch viele Umwelt- und Ernährungsfaktoren begünstigt werden. Nur die Vitamine A, C und E sowie Selen sind in der Lage, diese schädlichen Radikale zu inaktivieren. (Näheres im Therapieansatz, S. 92 f).

Rheuma – wegen Säureüberschuss?

Bei der Entstehung rheumatischer Erkrankungen steht ein Ungleichgewicht in unserer Säure-Basen-Bilanz im Mittelpunkt. Man kann von einer allgemeinen Gewebeübersäuerung sprechen, die auch viele andere Zivilisationskrankheiten begünstigt. Selbst Depressionen, Herz-Kreislaufstörungen, Diabetes, Ekzeme, chronischer Schnupfen usw. können damit zusammenhängen. ■

Die Übersäuerung ist ein ernstzunehmendes Problem unserer Zeit, unserer Zivilisation. Die Schulmedizin schenkt ihm noch viel zu wenig Beachtung. Heute schon müsste man aus der Tatsache, dass viele unserer noch gesunden Zeitgenossen zur Säurebildung im Gewebe neigen, die nötige Konsequenz ziehen: Verursacher dieser Übersäuerung ist vorab die säureüberschüssige Nahrung, bedingt durch Verzehr von zuviel Fleisch, Fisch, Eiern, Zucker und sonstigen raffinierten (entwerteten) Produkten. Der Säureüberschuss ist leicht messbar (siehe S. 153).

Entstehungsgründe

Das Terrain, das wir durch unsere Ernährung schaffen, beeinflusst massgeblich die Gesundheit beziehungsweise die Entstehung von Krankheiten. ∎

Unser Organismus ist durch die ständige Säureflut überfordert. Durch den sukzessiven Verbrauch der mineralischen (alkalischen) Vorräte zur Neutralisierung des oft permanenten Säureüberschusses werden schliesslich die Zähne kariös und die Knochen spröde; Gelenke können sich entzünden und eine ganze Palette rheumatischer Probleme können folgen. Nicht nur die Haare können ausfallen, sondern auch die Drüsentätigkeit wird beeinträchtigt und der Blutdruck kann sinken. **Das gesamte Immunsystem wird geschwächt.**

Auch als Folge einer säureüberschüssigen Nahrung kann die sogenannte **Hyperbakterie des Darmes** gesehen werden, die zur Übersäuerung des Organismus ebenfalls beiträgt. Der Zusammenhang ist folgender: Der Aufschluss der Kohlenhydrate findet nach der Vorverdauung im Mund (durch ausgiebiges Kauen!) u. a. auch im Dünndarm statt, wo die Säfte der Galle und der Bauchspeicheldrüse in einem basischen (alkalischen) Milieu von ca. pH 8 wirksam sind. Wird nun durch eine säureüberschüssige Kost der pH-Wert in diesem Darmabschnitt vorübergehend auf die saure Seite verschoben, so ist auch der Aufschluss der kohlenhydrathaltigen Nahrung unzureichend. Zurück bleiben unverdaute Kohlenhydratreste. Diese bewirken eine übermässige Vermehrung gewisser Darmbakterien, welche die Kohlenhydrate durch Gärung abbauen. Das Resultat ist eine zusätzliche Säureflut, die der Entstehung von «Rheuma» und von weiteren Krankheiten Vorschub leistet.

Eine vollwertige vegetarische Ernährung ist basenüberschüssig. ∎

Tatsache ist, dass alle **fleischfressenden Tiere** einen **sauren Urin, alle Pflanzenfresser einen basischen Urin** haben. Der Soll-Wert unserer Körpersäfte liegt bei einem pH von ca. 7,4. Diesem Wert sollte auch der pH des Urins entsprechen. Daraus lässt sich also relativ leicht ableiten, wie es um unser Säure-Basen-Gleichgewicht und damit um einen wesentlichen Teil unserer Gesundheit bestellt ist. Wenn wir den pH unseres Urins regelmässig messen, so sind wir frühzeitig gewarnt, wenn das wohlgeordnete Säure-Basen-Verhältnis aus dem Gleichgewicht zu fallen droht. In Kenntnis der möglichen Konsequenzen können wir sofort Gegenmassnahmen treffen. (Zur pH-Messung des Urins siehe S. 153). Ausführlichere Informationen zum Säure-Basen-Gleichgewicht wie auch zu weiteren Ursachen und Folgen einer Übersäuerung im Ernährungsteil, S. 143.

Rheuma – wegen zuviel Fleischkonsum?

Fleisch ist als **Harnsäurebildner** (aus dem Abbau der Purine) offenbar massgeblich an der Entstehung rheumatischer Krankheiten (vor allem von Gicht, siehe S. 24 f.) beteiligt. Im Gegensatz zu den fleischfressenden Tieren (die übrigens das Fleisch roh, d.h. lebend und ganz, also alle Teile eines Tieres verzehren und damit eine Übersäuerung vermeiden) fehlen den Primaten (Mensch und Menschenaffen) gewisse Enzyme (z. B. Uricase), welche die schwer wasserlösliche Harnsäure zusätzlich in leicht lösliche Verbindungen wie Allantoin und Harnstoff abbauen können. Die fleischfressenden Tiere haben im Gegensatz zum Menschen einen viel kürzeren Darm, so dass die Durchlaufzeit der Nahrung kürzer ist. Dadurch werden weniger Schlacken, d. h. saure und andere giftige Nebenprodukte aus dem Abbau, gebildet. Dies ist ein Beweis, dass unser Organismus mit seinem relativ langen Verdauungstrakt für die Fleischverdauung nicht geeignet ist. Epidemiologische Studien haben gezeigt, dass afrikanische

Volksstämme ohne Fleischernährung im Vergleich zu anderen Volksstämmen mit eher hohem Fleischkonsum keine oder nur geringe Neigung zu Arthritis haben. Aber auch unsere Zivilisation litt viel weniger unter «Rheuma», als während den Krisenzeiten der Weltkriege das tierische Eiweiss und die Nahrung ganz allgemein knapp war.

Während noch vor 100 Jahren weniger als 20 kg Fleisch pro Kopf und Jahr verzehrt wurden, sind es heute in Europa rund 60-80 kg und in den USA mehr als 100 kg! (Säuglinge, Vegetarier und ältere Menschen miteinbezogen). Für unsere Gesundheit – nicht nur, um «Rheuma» zu verhindern – empfiehlt es sich, das Fleisch zu meiden oder doch wenigstens die konsumierte Menge drastisch zu kürzen. Damit können wir der Übersäuerungsgefahr vorbeugen, die hauptsächlich auf dem Konsum von Fleisch beruht.

Aber nicht nur Fleisch, **alle toten tierischen Produkte** (auch Fisch und Eier) sowie alle tierischen (gesättigten) **Fette** sind säurebildend. Es ist bekannt, dass **tierisches Fett und Eiweiss die Entzündungsneigung bei Rheumatismus fördern.** Konsumieren wir dann zu unserer «normalen» Ernährung noch säurebildende Getränke wie Kaffee, Schwarztee, Kakao, Schokolade und Alkohol, wird die Übersäuerung noch grösser. Auch Nikotin ist säurebildend.

Beim Abbau von Fleisch im Verdauungstrakt (es ist übrigens wesentlich schlechter verdaulich als vergleichsweise Früchte, Gemüse und Getreide, siehe S. 167) werden **Giftstoffe freigesetzt,** welche unseren symbiotisch lebenden Darmbakterien schlecht bekommen.

Dass das Fleisch für uns Menschen nicht lebensnotwendig ist, beweisen die vielen Studien über Vegetarier, denen meist auch eine robustere Gesundheit und eine höhere Leistungsfähigkeit attestiert wird. Halten wir uns vor Augen, wie wenig Vitamin A und C im Fleisch vorhanden ist und wie durch den Fleischkonsum geradezu ein Mineralstoffdefizit (v. a. Calcium) entstehen kann (S. 23). Auch sind im Fleisch die für unsere Gesundheit so wichtigen Faserstoffe (Ballaststoffe) nicht ausreichend vorhanden. Fleisch begünstigt neben «Rheuma» direkt oder indirekt auch Herz-Kreislaufkrankheiten, Arteriosklerose, Krebserkrankungen der Verdauungsorgane, Multiple Sklerose. Auch die Vorstellung «Fleisch = Kraft» ist längstens überholt. Nach einer Fleischmahlzeit fühlen wir uns meistens schlapp: einerseits bedingt durch die schwerere Verdaulichkeit und andererseits, weil es eine «tote» Nahrung ist. Aufgrund von Beobachtungen bei Dauersportlern scheint Fleisch auch der Ausdauer abträglich zu sein, dies im Gegensatz zu einer «lebendigen» und auch geistig belebenden Rohkost-Nahrung.

Fleisch in grösseren Mengen zu konsumieren ist nicht nur aus gesundheitlicher Sicht bedenklich. Für **Wilhelm Busch** steht der Fleischkonsum in einem direkten Zusammenhang mit unserer Kultur. Er schrieb: «**Wahre menschliche Kultur gibt es erst, wenn nicht nur die Menschenfresserei, sondern jeder Fleischgenuss als Kannibalismus gilt**». Ähnlich sah es **Leo Tolstoi** – auch ein Vegetarier: «**Solange es Schlachthäuser gibt, wird es auch Schlachtfelder geben.**» Mahatma Gandhi schliesslich meinte: «**Die Grösse und den moralischen Fortschritt einer Nation kann man daran messen, wie sie die Tiere behandelt.**» Unsere **Massentierhaltung** unter tierunwürdigsten Bedingungen (ohne Sonne, ohne Bewegungsmöglichkeit, bloss mit Kraftfutter oder sogar mit verarbeiteten Tierkadavern eigener oder anderer Artgenossen gefüttert, unter Umständen noch angereichert mit Hormonen, Antibiotika u. a. m.) spricht für sich – leider nicht gerade für uns. Abgesehen von der moralischen Fragwürdigkeit, das Tier bloss noch als Ware zu behandeln, hat die Massenproduktion umgekehrt wieder einen negativen Einfluss auf die Qualität des Fleisches.

Noch einen Zusammenhang sollten wir uns vor Augen halten: «**Das Vieh der Reichen frisst das Brot der Armen**» – eine

Drittwelt-Problematik also. Es ist eine Tatsache, dass der Aufwand an Energie für die Erzeugung von tierischem Eiweiss in Form von Fleisch ein Mehrfaches dessen beträgt, was für die Erzeugung pflanzlicher Eiweisse benötigt wird. Mit dem Getreide, das dem Vieh verfüttert wird, könnten rund 10mal mehr Menschen ernährt werden. Wir wenigen «Zivilisierten» stopfen uns aber die Bäuche mit «veredeltem Getreide» – sprich Fleisch – voll und vergessen dabei auch, dass wir damit armen Völkern «falsche Ziele» vorleben. Vor allem Zweitweltländer (z. B. Oststaaten) beklagen sich über den Fleischmangel und übersehen die Chance einer gesunden vegetarischen Ernährung.

Rheuma – wegen Eiweissüberschuss?

«Rheuma» kann auch mit einem Eiweiss-Überkonsum zusammenhängen. Zwar ist eine bestimmte Menge Eiweiss täglich lebensnotwendig, doch gilt auch hier der Grundsatz, dass allzuviel ungesund ist. Wo diese Grenze liegt, ist individuell, weil es Unterschiede im Eiweiss-Bedarf und in der Eiweissverwertung gibt. Dass die untere Grenze heute noch allgemein zu hoch angesetzt wird (1 g Eiweiss pro kg Körpergewicht), zeigen die Untersuchungen von Prof. Dr. med. Lothar Wendt. Es ist quasi sein Lebenswerk, das Vermächtnis von 52 Jahren Forschung. Zu eiweissreiche tierische Nahrung (Fleisch, Fisch, Eier, Milchprodukte) kann nämlich zur sogenannten **Eiweissspeicherkrankheit** (Proteothesaurismus) führen. Der Überkonsum an tierischem Eiweiss, und der ist bei den rund 60 bis über 100 kg Fleisch pro Kopf und Jahr in den westlichen Industrieländern eindeutig vorhanden, scheint bei den meisten **Zivilisationskrankheiten** mitverantwortlich zu sein. Nicht nur Herz-Kreislauf-Erkrankungen, Diabetes, gewisse Krebsformen, sondern auch Krankheiten des rheumatischen Formenkreises, insbesondere Gicht, gehen auf das Konto dieser Fehlernährung. Da Eiweiss lebensnotwendig ist, besitzt unser Körper auch kein Ausscheidungsorgan für eine Eiweiss-Überkonzentration. Entwicklungsgeschichtlich betrachtet, scheint dies auch absolut vernünftig zu sein, da der Mensch immer sparsam mit tierischem Eiweiss umgehen musste. Ein Zuviel kam praktisch nicht vor, und wenn, dann schlossen sich naturgegebene Fastenzeiten an, vor allem im ausgehenden Winter, vor der neuen Jagd- und Erntezeit. Aus dieser Mangelsituation heraus wurde und wird das Eiweiss im Körper **im subkutanen und interstitiellen Bindegewebe als Kollagenfasern eingelagert** und nur in Extremsituationen wie Hungerperioden zur Energiegewinnung herangezogen; jedoch erst, nachdem die leichter mobilisierbaren Fettreserven abgebaut worden sind. Diese Eiweissspeicherung im Bindegewebe kann übrigens elektronenmikroskopisch sichtbar gemacht werden und hebt sich deutlich von der Fettspeicherung beziehungsweise dem normalen Bindegewebe ab.

Um das Eiweiss im Körper im Gleichgewicht zu halten, verfügt der Organismus über zwei sogenannte **Stauspeicher (Blut und Blutgefässwände)** sowie über ein **Notventil**, um sofort Eiweiss abbauen zu können, wenn Energie benötigt wird. Dieses Notventil entspricht dem **Harnsäurezyklus,** bei dem das abgebaute Eiweiss als Harnstoff über die Nieren ausgeschieden wird.

Ein **Überangebot an tierischem Eiweiss** (bei gleichzeitiger kalorischer Überernährung) kann der Körper nicht mehr «verbrennen». Die beiden Stauspeicher **Blut und Basalmembranen werden quasi mit Eiweiss «verstopft».** Damit das mit Eiweiss übersättigte und dadurch zähflüssig gewordene Blut wieder «flüssiger» wird, lagert der Körper das Eiweiss auch in den Kapillaren (feinste Blutgefässe) ab. Die Kapillarwände verdicken sich und werden undurchlässiger. Stoffe, die zur Versorgung des Gewebes notwendig sind, wie z. B. der Zukker, haben immer mehr Mühe, aus dem Blut an ihren Bestimmungsort zu gelangen. Es können auch immer weniger

Entstehungsgründe

Abfallprodukte entsorgt werden. Um das für unsere Gesundheit so wichtige **Fliessgleichgewicht** (siehe S. 150) aufrechtzuerhalten, erhöht der Körper auf hormonellem und nervösem Wege die Konzentration der zurückgestauten Stoffe, bis sie den höheren Widerstand der Kapillarwände überwinden können. Auch der durch tierisches Eiweiss begünstigte **Bluthochdruck** ist nichts anderes als eine notwendige Kompensationsreaktion des Körpers auf die geringere Durchlässigkeit der Blutgefässe. Bei andauernder Fleischüberernährung und bereits überfüllten Eiweissspeichern werden schliesslich auch die Arterien in Mitleidenschaft gezogen. Es werden Eiweisspolster an den Arterien-Innenflächen gebildet – der letzte Schritt auf dem Weg zu einem **Herzinfarkt.** Der übermässige Konsum von tierischem Eiweiss belastet auch die **Nieren** und **senkt** unsere **Leistungsfähigkeit,** weil der Organismus als ganzes belastet wird. Im überfüllten und «blockierten», d.h. stoffaustauschbehinderten Bindegewebe kommt es zu einem Sauerstoffmangel. Der Stoffwechsel schaltet auf die energetisch weniger ergiebige Gärung um, bei der saure Stoffwechselprodukte entstehen. Gerade diese **Gewebe-Übersäuerung** kann mangels Abtransportmöglichkeiten von Schlacken beziehungsweise mangels Zufuhr von Nährstoffen (wegen dem «verstopften» Bindegewebe) zu «Rheuma» führen (S. 48 f. und S. 147).

Der weit verbreitete Überkonsum von Eiweiss ist aber nur deshalb ein gesundheitliches Problem, weil er mit einem Kalorienüberschuss verbunden ist: wir essen also nicht nur zuviel tierisches Eiweiss, sondern wir essen allgemein zuviel und bewegen uns zu wenig, «verbrennen» also zu wenig Nahrung. Ein Kalorienüberschuss ohne Eiweissüberschuss macht uns zwar dick, aber noch nicht unbedingt krank. Umgekehrt wäre ein Eiweissüberschuss bei sonst normaler bis eher kalorienarmer Ernährung, wie das früher bei den Eskimos gang und gäbe war, überhaupt kein gesundheitliches Problem. Sie ernährten sich fast ausschliesslich von reiner Eiweisskost (Fleisch und Fisch), hungerten aber auch oft. Sie kannten keine unserer Zivilisationskrankheiten, weil sich ihre Eiweissspeicher laufend entleeren konnten. Einerseits war dies dank ihrer grossen körperlichen Aktivität («Verbrennung» grösser als Zufuhr) und andererseits bedingt durch die ihnen von der Natur auferlegten Fastenzeiten. Seit die Eskimos sich regelmässig ernähren, treten auch bei ihnen die Eiweissspeicherkrankheiten auf.

Durch (Eiweiss)fasten und Aderlässe können die überfüllten Eiweissspeicher entleert werden. ■

Rheuma – eine Folge von Übergewicht?

Das Übergewicht ist in den westlichen Industrieländern ein grosses Gesundheitsrisiko. Bei einem überlasteten Herz-Kreislauf- und Stoffwechselsystem können Bluthochdruck und Gallenleiden entstehen. Da eine Überernährung auch das Immunsystem (körpereigenes Abwehrsystem) schwächt, ist das allgemeine Erkrankungsrisiko, z. B. für Infektionen, aber auch für bestimmte Krebsformen, grösser. Darüber hinaus verschlimmert ein Übergewicht auch rheumatische Krankheiten, da es zu einer grösseren Beanspruchung des Skelettes und dadurch zu Schmerzen und zur weiteren Degeneration der Gelenke kommt. Auch hier haben wir es mit einen Teufelskreis zu tun.

Je mehr Übergewicht wir haben, desto träger werden wir, und je träger wir sind, desto mehr leisten wir dem «Rheuma» Vorschub. ■

Wenn wir bedenken, dass heute schon jedes 4. Schulkind zu dick ist (Erhebung in der Bundesrepublik Deutschland), sollten wir handeln. In nur wenigen Fällen liegt eine Veranlagung vor. Dicksein beim Kind hängt stark mit der Erziehung zusammen: das Essen und Trinken bestimmter Vorzugsspeisen und Getränke wird oft als Belohnung, der Entzug dagegen als Bestrafung eingesetzt. Häufig füttern die Eltern ein Kleinkind aus reiner Bequemlichkeit, sei es, wenn es aus Langeweile schreit oder körperliche Wärme sucht. Das Kind verlernt, zwischen Hunger und anderen Bedürfnissen zu unterscheiden. Einen schlechten Dienst erweisen jene Eltern ihren Kindern, die mit ihren Essgewohnheiten ein schlechtes Vorbild geben und/oder den Verzehr von «Junkfood» unterstützen.

Übergewicht ist auch eine Zeitbombe für unsere Gesundheit, wenn wir an die fettlöslichen Umweltgifte wie z. B. die Pestizide denken. Sie werden hauptsächlich in unserem Fettgewebe gespeichert, aber auch im Nervensystem und in den Keimdrüsen können sie sich ablagern.

Normalgewicht halten oder anstreben! Wir erreichen dies am besten damit, wenn wir uns bewusst und ausgewogen ernähren, aber nur 80 % des Appetits stillen. ■

Wenig empfehlenswert, wenn nicht sogar gesundheitsgefährdend, sind viele der heute angebotenen Extremdiäten. Auch die sogenannte FDH-Kur («Friss die Hälfte») ist für viele zu «hart», weshalb die Diät normalerweise vorzeitig abgebrochen wird.

Rheuma – wegen Verstopfung?

Eine **chronische Verstopfung** kann auch eine indirekte Ursache einer rheumatischen Erkrankung sein. Sie ist meistens die **Folge einer ballaststoffarmen Ernährung**. Auch eine **ungenügende Flüssigkeitszufuhr** und eine **mangelnde körperliche Betätigung** können eine Verstopfung begünstigen. Sie kann aber auch die Folge von **Stress und Nervosität** sein, die zu einer Darmverkrampfung führen. Auch ein gereizter Blinddarm begünstigt «Rheuma».

Achtung: Chronisch Verstopfte sind tatsächliche oder potentielle Rheumatiker ... und mehr als 2/3 der zivilisierten Menschen sind zeitweise oder chronisch verstopft! ■

Rheuma – wegen Vergiftung der Darmflora?

Eine chronische Verstopfung führt meist auch zu einer **Vergiftung der Darmflora** – ein wesentlicher Grund für die Entstehung von «Rheuma». Aber auch eine ungeeignete, säureüberschüssige und an Vitalstoffen verarmte Ernährung wie auch ein Medikamentenmissbrauch, vor allem **Antibiotikagaben,** können Ursache einer gestörten beziehungsweise vergifteten Darmflora sein. Vom Zucker beispielsweise ist bekannt, dass er übersäuert, ein Vitaminräuber ist und das übermässige Wachsen von Hefepilzen im Darm begünstigt, welche die normale (gesunde und gesundheitsfördernde) Darmflora verdrängen.

Die Entartung des Knorpels bei Arthritis geht meistens mit der Zerstörung der gesunden Darmflora einher (siehe Symbioselenkung als Therapieansatz bei chronischen rheumatischen Leiden, S. 115 f.).

Normalerweise kann mit einer **Rohkostdiät** (frische Früchte, Gemüse und Frischkornmüesli), welche reich an Enzymen ist, die Darmflora regeneriert werden. Diese Diät wirkt sich auf die entzündliche Form «Arthritis» heilsam aus: sie entgiftet den Knorpel. Bereits **Dr. Edward Bach** – der Finder der Bachblüten – kam als Bakteriologe zur Erkenntnis, dass ungekochte Lebensmittel wie Früchte, Nüsse, Getreide und Gemüse die gesündeste Kost seien, da sie die Menge der Giftstoffe im Darm senken.

Rheuma – Produkt einer allgemeinen Vergiftung?

Eine der «Rheuma»-Theorien spricht von einer **Giftstoffansammlung in den Schleimhäuten der Gelenke,** die zu den entzündlichen und degenerativen Prozessen führen kann, weil der Körper die vorhandenen Gift-/Schadstoffe zu verteilen suche. Alle zersetzenden Prozesse im Stoffwechsel führen zu mehr oder weniger toxischen (giftigen) Abbauprodukten, die unter normalen Bedingungen so schnell als möglich ausgeschieden werden – im gleichen Umfang und Tempo, wie sie gebildet werden. Hier besteht auch keine Gesundheitsgefährdung. Ist jedoch unser Organismus auf irgend eine Weise gestört, seien dies physische oder psychische Ursachen, schlechte (Ernährungs)Gewohnheiten und Verhaltensweisen, können die laufend neu gebildeten giftigen Verbindungen (meist Säuren) nicht mehr rasch genug ausgeschieden werden, was zu einer übermässigen Ansammlung von Giftstoffen im Blut führt. Der Körper wird dadurch geschwächt. Da die Selbstheilungskräfte der Natur danach streben, den Körper von schädigenden Substanzen zu befreien, können Fieber, Schweissausbrüche, aber auch Erkältungen, Grippe usw. **als eine ausserordentliche Anstrengung unseres Organismus für die Giftausscheidung angesehen werden.**

Die Krankheit des Körpers entspricht häufig einem an sich gesunden Bedürfnis, nämlich dem, sich zu reinigen und sich zu erhalten. ∎

Die «Selbstvergiftung» ist neben **seelischen Faktoren** und der **Umweltbelastung** auch auf eine **falsche Ernährung** zurückzuführen, insbesondere auf einen Überkonsum an tierischen Produkten, welche im Stoffwechsel zu Giftstoffen führen. Aber auch **Genussmittel** (Kaffee, Alkohol) sind vor allem bei einer **Überernährung** und einem **Mangel an Faserstoffen** (Ballaststoffen) massgeblich an der Bildung giftiger Stoffwechselschlacken beteiligt. Daneben kann aber auch eine **ungenügende Ausscheidung** zu Stauungen von Schadstoffen in den Körperflüssigkeiten führen.

Wandmaker – ein gesundheitsstrotzender «Rohkost-Verfechter» – drückt es in seinem Buch «Willst Du gesund sein? Vergiss den Kochtopf», folgendermassen aus: «Alle Erkrankungen des rheumatischen Formenkreises haben ihre Ursache in der **Überfüllung des Organismus mit Giften aller Art**... Die totgekochte Kost, dazu noch in ständig falscher Zusammensetzung, erzeugt im Magen und in den Eingeweiden **Gärung und Fäulnis** (Fäulnis ist das Ergebnis tierischer Ernährung). In fast allen Fällen von Arthritis geht den Gelenksentzündungen eine lange Geschichte von **Verdauungsstörungen** voraus. Wenn der Stuhlgang nicht funktioniert, so können die angesammelten Gifte in den Blutstrom übergehen. Es kommt zu den bekannten Gelenksentzündungen. Wenn Blut- und Lymphströme, Leber und Nieren durch diese **Schlackenansammlungen** ständig überlastet werden und andererseits die Ausscheidungskanäle nicht mehr funktionieren, so ist der Entwicklung rheumatischer Krankheiten Tür und Tor geöffnet».

Der **Leber,** unserem wichtigsten Entgiftungsorgan, kommt bei der «Rheuma»-Prophylaxe eine vorrangige Bedeutung zu. Ist sie geschädigt (aus welchen Gründen auch immer) und erfüllt sie ihre Entgiftungsfunktion nicht mehr voll, so kann sie an der Entstehung rheumatischer Leiden beteiligt sein.

Fastenkuren, die eine allgemeine Entgiftung des Organismus zum Ziel haben und damit zur Heilung vieler Krankheiten führen, sprechen für einen Zusammenhang zwischen Krankheit und Giftstoffen.

Entstehungsgründe

Rheuma – verursacht durch «Herde» oder Störfelder?

Allgemein kann gesagt werden, dass bei Krankheiten, die sich hartnäckig jeder Behandlung widersetzen, immer auch nach einem Herd oder Störfeld gesucht werden muss.

Rheumatische Entzündungen sind oft das Resultat **allergischer Reize auf (chronische) Infektions-Herde (Fokusse) im Körper.** Obwohl bakterielle Herde häufig symptomarm sind, können sie dennoch giftige Stoffwechselprodukte ins Blut abgeben, was zu Streuherden im ganzen Körper und damit auch zu nervlichen Störungen und chronischen Schmerzen führen kann. Von Herden wie auch von nicht bakteriell bedingten Störfeldern (z. B. Narben) können krankmachende Reize ausgehen, die den ganzen Organismus ergreifen und das körpereigene Abwehrsystem empfindlich stören. Am häufigsten entwickeln sich die Herde oder Störfelder im Kopfbereich (**Zähne, Mandeln, Kiefer, Nebenhöhlen,** auch z.B. in Form von Zysten) und im Bauchraum (**Wurmfortsatz, Prostata, Eierstöcke, Darm**). Die Statistik führen **vereiterte Mandeln und Zahnwurzeln** an. Deshalb ist bei rheumatischen Erkrankungen stets auch nach Zahnproblemen (Wurzelreste, tote Zähne) oder chronischen **Mandelentzündungen** zu suchen. Im Zweifelsfall sind alle toten, wurzelbehandelten Zähne zu entfernen. Aber auch **Narben** und Fremdkörper wie **Prothesen, Amalgamfüllungen, Schwermetalle** wirken oft als Störfelder.

Das Gebiss gilt als Gradmesser der allgemeinen Gesundheit!

Zum Auffinden allfälliger Störfelder bietet sich die **Elektroakupunktur nach Voll** (Messung der Leitfähigkeit an Weichteilpunkten) sowie die **Thermoregulationsmessung** (Hauttemperaturmessung) an.

Als umstimmende Wirkung im Sinne einer Stimulierung des Immunsystems leistet die **Neuraltherapie** gute Dienste. Zur Entstörung von Narben und anderen Herden wird ein Lokalanästhetikum direkt in oder angrenzend an diesen Bereich gespritzt.

Rheuma – Folge einer Regulationsstörung im Körper?

Im Zentrum steht hier das sogenannte **Grundregulationssystem** nach Prof. Dr. med. A. Pischinger (Haug Verlag, 1975). Dieses versteht sich als **Funktionseinheit von Zellen des Bindegewebes, der Kapillaren und der peripheren vegetativen Nervenendfasern.** Ihr gemeinsames Wirkungsfeld ist die den gesamten Organismus durchziehende **Grundsubstanz (Zwischenzellsubstanz oder extrazelluläre Gewebeflüssigkeit).** Das Grundregulationssystem ist ein **Funktions- und Kommunikationssystem (Informationsaustausch), über das alle Lebensprozesse ablaufen.** Es ist inner- und ausserhalb der Organe, im Darm, in der Haut, in den Knochen, in der Muskulatur usw. in Kontakt mit allen Zellen des Organismus. Seine Aufgabe ist die Regulation von Basisfunktionen, die zur Erhaltung des Lebens von Zellen unabdingbar sind: **Sauerstoff-, Wasser-, Elektrolyt-, Säure-Basen-, Wärmehaushalt, Eiweiss-, Fett- und Kohlenhydratstoffwechsel** usw. Kurz gesagt: es sorgt für die Ernährung und Entsorgung der Zellen, es dient der Erhaltung der **Homöostase** (Gleichgewicht, Stabilität physiologischer Körperfunktionen) **des Zelle-Milieu-Systems.** Vom Grundregulationssystem hängt auch die Energie- und Abwehrleistung des Organismus ab. Auch die nervlichen Reize laufen über die Grundsubstanz.

Alle diese Funktionen sind also abhängig vom Zustand der extrazellulären Flüssigkeit (Grundsubstanz). Die Neusynthese (die laufend notwendige Neubildung) der Grundsubstanz ist im Alter und bei chronischen Erkrankungen

Entstehungsgründe

erschwert. Bei mangelhafter Ernährung kommt es zu einer Unterversorgung der Zellen und bei denaturierter, fleischbetonter Kost zu einer Anhäufung von Stoffwechselschlacken (Säuren!).

Eine chronische Veränderung der Grundsubstanz kann massgeblich zur Entstehung chronischer Krankheiten beitragen. ■

Eine Störung der Grundregulation ist die Basis für einen gestörten vegetativen Spannungszustand (Dystonie) und für chronische Krankheiten wie Rheuma, Multiple Sklerose u. a., aber auch für endogene (körperlich bedingte) Depressionen.
■

Da das Bindegewebe (beziehungsweise das Grundsystem) den ganzen Organismus durchzieht, also auch Sehnen, Bänder, Muskeln, Knochen, Gelenke und alle Organe mit ihm in Kontakt stehen, ist auch leicht verständlich, wieso «Rheuma» praktisch überall im Körper auftreten kann. **Rheumatische Erkrankungen (aber auch andere) können sich erst im Körper «einnisten», wenn das Grundregulationssystem nachhaltig gestört ist.** Eine solche Funktionsstörung ist gegeben, wenn unser Bindegewebe als «Zwischenlager» für Stoffwechselschlacken (v. a. Säuren), die nicht sofort ausgeschieden werden können, dienen muss («Vornierenfunktion»). Vorbeugen kann man dem mit Entschlackungskuren und der Umstellung der Ernährung. Unterlässt man das während Jahren, kommt es zu einer Stoffwechsel-Verschlackung, die Auslöser von chronischen Krankheiten sein kann.

Immunsuppressiva-Applikationen (immunologische Körperreaktionen unterdrücken) und schon einzelne Cortison- beziehungsweise Antibiotikagaben, vor allem aber eine längere Chemotherapie, können zu einer «Blockierung» oder Regulationsstarre des Grundregulationssystems führen. ■

Was eine Regulationsstarre für unsere Gesundheit bedeutet, kann jeder selbst aufgrund der Bedeutung des Grundregulationssystems ermessen. Bei bloss prophylaktischen Cortison- und Antibiotika-Gaben, die heute oft bedenkenlos verordnet werden, ist daher besonders Vorsicht geboten.

Angesichts der vielen schädigenden Einflussmöglichkeiten auf das Grundregulationssystem ist es nicht weiter verwunderlich, dass es fast nur noch bei Leuten gesund ist, die naturnah leben. Für eine Störung des Grundregulationssystems hauptverantwortlich sind: säureüberschüssige und denaturierte Kost, Cortison- und Antibiotika-Gaben, Amalgam-Füllungen in den Zähnen (Störfelder), chronische Entzündungsherde, Umweltbelastung mit Schwermetallen, Pestiziden usw., welche sich vor allem in unserer Nahrung niederschlagen.

Rheuma – wegen Störung des vegetativen Nervensystems?

Direkte **Zusammenhänge zwischen einem** (z. B. stressbedingt) **überforderten vegetativen Nervensystem** und zum Teil schweren rheumatischen Formen (vor allem **chronischer Gelenkrheumatismus**) sind einleuchtend. Obwohl auch diese Disharmonie letztlich auf eine Störung des Grundregulationssystems zurückzuführen ist, wollen wir auf die Funktion des vegetativen Nervensystems näher eingehen, weil sie für das biochemische Verständnis von Stress wichtig ist.

Das vegetative Nervensystem, auch autonomes oder unwillkürliches Nervensystem genannt, ist für unsere körperliche und seelische Gesundheit von grosser Wichtigkeit. Es regelt alle unserem Willen nicht unterstellten Lebensprozesse, so die Atmung, Herztätigkeit, Blutzirkulation, Nervenfunktion, Magen- und Darmtätigkeit, Stoffwechsel, Körpertemperatur. Das vegetative Nervensystem besteht aus zwei Teilsystemen, dem **Sympathikus** (Aktivitäts- oder «Tages-Nerv») und dem **Parasympathikus** (Ruhe- oder «Nacht-Nerv»), die jeweils auf dasselbe Organ entgegengesetzt, aber komplementär (gegenseitig ergänzend) wirken. Während der Sympathikus uns auf Vordermann bringt, uns auf Leistung trimmt, sorgt der Gegenspieler Parasympathikus für Entspannung und Erholung des Körpers. Der «Nacht-Nerv» regelt z. B. den Schlaf und ist auch für unsere **Selbstheilungskräfte** zuständig. Beide Systeme sind fein aufeinander abgestimmt und ergänzen sich aufs beste. In Stressituationen scheiden z. B. die sympathischen Nerven Adrenalin und Noradrenalin aus, unter deren Einfluss das Herz schneller und kräftiger schlägt. Dagegen sondern die parasympathischen Nerven in Perioden der Ruhe Acetylcholin ab, das den Herzschlag verlangsamt.

Ein überfordertes wie auch ein unterfordertes vegetatives Nervensystem ist nicht mehr voll leistungsfähig und kann zu gravierenden gesundheitlichen Störungen führen, worunter auch Krankheiten des rheumatischen Formenkreises fallen. (Siehe auch «Stress» S. 66 und S. 129 f.).

Rheuma – ein energetisches Problem?

Rheuma kann **Ausdruck blockierter Energie** im Bereich der Muskulatur sein, wenn wir z. B. aggressive Impulse, zu denen wir nicht stehen wollen, zwanghaft beherrschen müssen (siehe auch S. 69 f./80 f.). **In der chinesischen Heilkunde,** z. B. in der Akupunktur, deren Ursprung mindestens 2000 Jahre zurückliegt, werden **Krankheiten als Folge einer Regulationsstörung des Energieflusses – der Lebensenergie** nämlich –, als Folge von zuwenig oder zuviel Energie in einzelnen Organen angesehen. Diese universelle (umfassende) Lebenskraft oszilliert (schwingt) normalerweise zwischen den zwei polaren Bereichen Yin und Yang und durchströmt den menschlichen Körper in bestimmten Meridianen. Sie kann durch Stimulierung spezifischer Akupunkturpunkte auf den Energiemeridianen mit Nadeln geweckt, angeregt oder beruhigt werden, sodass bei einer Energieleere Energie zugeführt oder umgekehrt bei einer Energiefülle Energie abgelassen oder umgeleitet wird.

Energie muss fliessen! Wenn wir sie blockieren, d. h. nicht leben, so entstehen früher oder später gesundheitliche Probleme. Es kommt zu Überreizungen (zuviel Energie), die zu Entzündungen führen können (Arthritis), oder auch zu Energieleeren, die auf zuwenig Energie zurückzuführen sind. Chronische Krankheiten und die Unterfunktion von Organen können auf zuwenig (Lebens)Energie zurückgeführt werden (z. B. Hypotonie, Depression usw).

Unser Energiesystem besteht aus Gehirn, Herz, Blut, Schilddrüse, Nebennieren, Sympathikus und Solarplexus. In der Anspannungsphase (z. B. bei Stress), in der eine Höchstleistung vom Körper erwartet wird, werden u. a. Puls und Atem schneller und die Blutzirkulation beschleunigt, um dem gesteigerten Bedarf an Sauerstoff im Körper zu genügen. Ein solcher auf Höchstleistung ausgerichteter Zustand kann nicht lange aufrechtgehalten werden; das System erschöpft sich und brennt aus.

Unsere ungesunde, moderne Lebensweise mit An- und Verspannungen, nervösen Bewegungen, Haltungsfehlern, Verkrampfungen, falschem Essen und disharmonischem Denken führt zu einer permanenten Überbeanspruchung des gesamten Energiesystems. Es kommen aber auch diejenigen Funktionen zu kurz, die vor allem in einer körperlichen Ruhephase aktiviert werden und die für unsere Gesundheit von grosser Bedeutung sind. Es handelt sich hier in erster Linie um das bei Stress ruhiggestellte Immunsystem. Aber auch die drastisch reduzierte Verdauungs- und Entgiftungsfunktion, z. B. der Leber, wie auch die unterdrückte Sexualfunktion sind zu erwähnen. Das sind alles wichtige (Schutz)Funktionen, die bei Ausfall oder geringerer Leistung auch zu «Rheuma» führen können.

«Rheuma» kann als Resultat einer Daueranspannung, als Ausdruck eines Energie-Ungleichgewichts angesehen werden (gestörter Energiehaushalt!) ∎

Rheuma – Folge einer falschen Körperhaltung?

Eine falsche Körperhaltung belastet primär die Wirbelsäule. Jedermann kennt die schiefe, gebeugte, starre Körperhaltung bei rheumatischen Wirbelsäulenproblemen, bei Nackensteifheit und Kreuzschmerzen. Wenn auch die falsche (äussere) Haltung nicht primäre Ursache, z. B. von einem Bandscheibenvorfall, einem «Morbus Bechterew» usw., sein muss, so kann sie diese doch begünstigen, auf alle Fälle nicht mildern. Eine falsche Haltung führt zu chronischer Muskelverspannung und damit zu einer Nahrungsunterversorgung beziehungsweise zu einem mangelnden Abtransport von Stoffwechselschlacken. Wie steht es aber mit den **inneren Ursachen?**

Die Wirbelsäule ist ein besonders symbolträchtiges Projektionsfeld für innere Konflikte. Dies drückt sich in den folgenden Redewendungen und Ausdrücken aus: «Die Angst sitzt im Nacken»; «es nicht mehr auf den Schultern tragen können» oder «gebeugt vor Sorgen»; «den Kopf hängen lassen»; «die Haltung verlieren»; «geduckte Körperhaltung»; «halsstarrig»; «das Rückgrat brechen» usw.

«Wie innen – so aussen»: Wenn wir innerlich, d. h. seelischgeistig gebeugt (keine innere Haltung, eventuell auch keine Aufrichtigkeit besitzen) oder starr (unflexibel) sind, so schlägt sich das mit Bestimmtheit früher oder später auf der körperlichen Ebene nieder. **Wir sind die Haltung! Das Äussere widerspiegelt das Innere!** Auch Fehl- oder Überbelastungen, die offenbar zu «Rheuma» führen können, sind nicht primär materiell bedingt. Eine geschwächter Körper ist das Resultat der inneren, geistig-seelischen Haltung, der Einstellung. Vielleicht haben wir uns mehr aufgeladen (z. B. an Verpflichtungen), als wir wirklich tragen können. Vielleicht haben wir uns innerlich fallen gelassen. Es liegt an uns, nein zu sagen, uns abzugrenzen, zu unseren Wünschen und Gefühlen zu stehen, bevor uns der Rücken bricht oder wir unter der Last zusammenbrechen. **Wir können etwas dagegen unternehmen – von innen heraus!** Geistig-seelischer Zusammenhang S. 74 ff.

Eine mögliche materielle Ursache einer falschen Haltung und einer dadurch bedingten Begünstigung von «Rheuma» ist jedoch erwiesen: Hohe Schuhabsätze verstärken ein Hohlkreuz. Nach Erkenntnissen der Deutschen Rheumaliga können höhere Absätze als 4 cm die Wirbelsäule schädigen.

Rheuma – ein Bewegungsproblem?

Der Bewegungsapparat steht bei den Krankheiten des rheumatischen Formenkreises im Zentrum der Betrachtungsweise. Es ist deshalb sinnvoll, darauf näher einzugehen. Um uns richtig und gut bewegen zu können, ist auch die Ausbildung unserer **Muskulatur** von entscheidender Bedeutung. Wo sie nicht gebraucht wird, kann sie sich auch nicht entwickeln oder erhalten. Wir kennen die direkten Folgen der Stillegung einzelner Muskeln, wenn wir an ein gebrochenes Glied im Gips denken: die Muskeln werden immer schlaffer und schwächer, schliesslich steif und unelastisch bis hin zum Muskelschwund. Die Muskelfunktionen des zivilisierten Menschen liegen häufig auch ohne «Gips» brach. Wir haben

Entstehungsgründe

neben den «willkürlichen» auch «unwillkürliche» Muskeln, d.h. solche, die nicht direkt unserem Willen unterstellt sind, sondern unserem vegetativen Nervensystem (z. B. für die Verdauungstätigkeit, den Kreislauf und die Atmung). Durch eine bewusste (willkürliche) Bewegung werden auch die «unwillkürlichen» Muskeln via Reflex-Nervensystem beeinflusst. Sind wir nun aber zu passiv, bleibt also die willkürliche Muskelbetätigung aus oder ist sie stark eingeschränkt, so hat das auch auf die inneren Organe, wie z. B. das Verdauungssystem, auf das Herz-Kreislauf-System usw., negative Folgen. Es kann zu **Verdauungsproblemen** und **unelastischen Blutgefässen** kommen. Letztere sind unfähig, sich bei einer Anstrengung einem erhöhten Blutdurchfluss anzupassen, was zu **höherem Blutdruck** und als Folge davon zu einem **Herzleiden** und auch zu einem **Schlaganfall** führen kann.

Ohne ausreichende Bewegung wird unser Kreislauf zuwenig trainiert und damit unser Körper unzureichend mit Sauerstoff versorgt. ■

Zuwenig Bewegung heisst bezüglich «Rheuma» auch, dass unser Blut nicht mehr alle im Körper angesammelten Schlakkenstoffe zu den Ausscheidungsorganen transportieren kann. Beispielsweise wird der sogenannte Weichteilrheumatismus dadurch begünstigt, dass Schlackenstoffe im Muskelgewebe zurückbleiben.

Bewegung begünstigt das Schwitzen und wirkt in vernünftigem Mass «Rheuma»prophylaktisch, indem angesammelte Schlackenstoffe über die Haut entsorgt werden.

Unser gesamter Organismus profitiert von einer «richtigen» Bewegung. Sie ist eine der besten Gesundheitsprophylaxen! ■

Wir sind eine körperlich träge und bequeme Gesellschaft geworden. Wir bewegen uns viel zu wenig, essen aber gleichwohl nicht weniger. Auch das führt zu Übergewicht und damit zu noch grösserer Trägheit (siehe S. 42).

Unsere Muskeln, Gelenke, Bänder bleiben nur bei aktiver Betätigung funktionstüchtig. Wir wollen doch nicht sprichwörtlich «rasten und rosten» und damit der «Rheuma»-Entstehung Vorschub leisten! Übrigens gilt dies in allen Bereichen unseres Seins, so auch auf der Gedächtnis- und auf der Gefühlsebene: **Nur durch Training «schreiten» wir voran, entwickeln wir uns!**

Wir missbrauchen heute leider viele Bewegungsmittel, die uns bewegen. Das heissgeliebte Auto oder die Bahn, die Rolltreppe, der Lift usw. Sie ersetzen die eigene körperliche Aktivität – wir lassen uns bewegen. Bei oft einseitiger Geistesarbeit und mehrheitlich sitzender Tätigkeit brauchen wir die Bewegung als Ausgleich. Das tägliche Bewegungsmanko, die Überernährung (oft auch ein Übergewicht), aber auch den Frust (vielleicht gerade wegen der Einseitigkeit unserer Arbeit) versuchen nicht wenige in der Freizeit durch extremes «Joggen» oder Training im Fitness-Zentrum zu kompensieren. Wäre es nicht sinnvoller, beim eigentlichen Problem anzusetzen und nicht erst bei ersten negativen Anzeichen, d.h. Krankheitssymptomen zu handeln?

Wie steht es mit der **Qualität unserer Bewegungen?** Sie sind meist hektisch und beanspruchen gewisse Muskel- und Hirnpartien einseitig. Ein gutes Beispiel sind die Fitnesszentren, in denen gezielt nur einzelne Muskelpartien trainiert werden. Oft bewegen wir uns auf hartem Untergrund, auf asphaltierten Strassen, die keine Federung ermöglichen und deshalb auf unsere allgemeine Verhärtung (auch geistig-seelisch) nicht harmonisierend einwirken können. Praktisch nie wird der Körper als Ganzheit – harmonisch – in der geistig-seelischen Einheit bewegt. Auch mit unseren Gedanken und Gefühlen sind wir meistens irgendwo, nur nicht hier. Das

Entstehungsgründe

zeigt sich auch in der **fehlenden Freude und Lust an der Bewegung.** Wir bewegen uns ja meist bloss, weil wir «müssen», zweckgebunden, weil wir uns zu dick finden oder weil wir Angst davor haben, krank zu werden. Doch Bewegung sollte nicht nur ein Gewinn für unseren Körper sein, sondern auch für unseren Geist und für unsere Seele. Der **Zeitdruck,** dem wir uns heute allgemein ausgesetzt zu sein glauben, schränkt unsere Lebensqualität ein. Das kommt auch in der Freizeit zum Ausdruck: wir wollen die «freie Zeit» bestmöglich nutzen und auskosten. Die Uhr bleibt unser ständiger Begleiter: wir müssen ein «Programm» bewältigen, ansonst wir das Gefühl haben, unsere Freizeit nicht richtig «genutzt» zu haben. Stress und Hetze also auch in unserer Freizeit! Auch in den Gedanken sind wir ständig auf Achse. Wir sorgen uns, wälzen Probleme, wir sind im Geiste schon bei der nächsten Sache, obwohl wir die vorhergehende noch gar nicht abgeschlossen haben. Wir nehmen die Blumen am Wegrand nicht wahr, riechen den frischgepflügten Acker nicht und überhören das Gezwitscher der Vögel. Von Musse keine Spur, obwohl gerade diese uns den nötigen Abstand, die nötige Regeneration, die nötige Harmonisierung bringen könnte. Musse heisst ja nicht unbedingt nur Nichtstun.

Alles, was wir tun, sollten wir ganz tun, als Einheit von Körper, Geist und Seele – in Harmonie und ohne Zeitdruck. ■

Obiger Grundsatz gilt sowohl für das Geschirrspülen, das Zeitunglesen, das Spielen mit den Kindern, das Wandern wie aber auch für das gemütliche Zusammensein mit Freunden. Wären wir uns doch nur des Gewinnes an Kreativität bewusst, die aus der Musse erwachsen kann.

Die «Zeit» hat ihre Eigenheiten. Wir hetzen (uns) oft, statt zu prüfen, ob wir auch am richtigen Orte handeln oder in die richtige Richtung gehen. Vielleicht ereignet sich aus Unachtsamkeit etwas Unvorhergesehenes, das uns zeitlich mehr zurückwirft, als wenn wir von Anbeginn in Ruhe gehandelt hätten. Oder wir müssen gezielt Zeit dafür einsetzen, um uns von der im Alltag «eingesparten» Zeit zu erholen – ein Widersinn!

Zeit kann man eigentlich weder verlieren noch gewinnen. Wir können die Zeit einfach leben, und je gelassener und vielfältiger wir das tun, desto besser fühlen wir uns. ■

Häufig benutzen wir auch in der Freizeit das Auto, um möglichst rasch in die Natur entfliehen zu können, beispielsweise zum Skifahren, um uns vom Alltagsstress zu erholen. Da wir die Natur nicht mehr wie früher vor der Haustüre haben, ist diese Verhaltensweise an und für sich verständlich, aber dennoch gestört. Weshalb packen wir das Übel nicht an der Wurzel und machen aus einer unnatürlichen Umwelt wieder eine menschenwürdige, in der wir uns wohl und geborgen fühlen? (Siehe auch den Zusammenhang Stress und seine Folgen S. 66 f.).

Wie wir gesehen haben, mangelt es unserer Zivilisation an qualitativ hochstehender Eigen-Bewegung. Diese Unzulänglichkeit kann «Rheuma» direkt oder indirekt begünstigen. Umgekehrt ist es aber auch möglich, dass ein **Zuviel an Bewegung,** ein Zuviel an extremer Muskel-/Körperbetätigung zu rheumatischen Erkrankungen führen kann. **Athleten** beispielsweise leiden nach ihrer Aktivzeit oft unter heftigen Rheumaschmerzen, weil sie ihre Gelenke und Bänder beim Leistungssport überbeansprucht haben. Auch **Exzesse anderer Art,** wie Stress, zuviel Arbeit, Medikamentenmissbrauch usw., begünstigen rheumatische Erkrankungen, wahrscheinlich, weil auch hier die eigentliche Freude am Tun fehlt. Ruhm, Geltung, Ehrgeiz, Macht, Sucht, Zwang usw. stehen im Vordergrund und nicht das körperliche Tun als solches. Es ist bloss Mittel zum Zweck. Die Krankheit als Ergebnis solchen Übertreibens wäre dann auch ein Hinweis, mehr Mass zu halten und dafür etwas mehr in die geistig-seelische Tiefe zu gehen.

Wir können also viel zu unserem Wohlbefinden beitragen. Nicht, indem wir uns viel und extrem bewegen, sondern indem wir das Hauptgewicht auf die Qualität der Bewegung legen und unsere innere Einstellung darauf konzentrieren. Diese allgemeine Sicht bezüglich Bewegung bezieht sich auf Gesunde.

Wie steht es nun aber mit der Bewegung bei rheumatischen Beschwerden, bei abgenutzten Gelenken? Auch diese müssen bewegt werden, selbst wenn es anfänglich schmerzhaft sein sollte. Wir versuchen jedoch, dabei die Gelenke so wenig als möglich zu belasten (unbelastetes Bewegungstraining). Zusätzlich sind auch Muskelkräftigungs- und -dehnungsübungen des betroffenen Bereiches nötig, um so das Gelenk besser zu stabilisieren. Dazu gehört natürlich auch die Reduktion des Körpergewichtes, falls wir Übergewicht haben sollten. Wir können im Kleinen etwas erreichen, wenn wir uns stetig bemühen, wenn wir unsere eingeschränkte Beweglichkeit immer ein bisschen ausweiten und unsere Gedanken auf das Gesunde richten. Wir freuen uns z. B. an der Beweglichkeit zweier Finger, auch wenn die anderen acht Finger mehr oder weniger steif sind. Oder, wir freuen uns an der mühelosen Beweglichkeit der einen Schulter und konzentrieren uns nicht auf die Unbeweglichkeit und die Schmerzen der anderen. Wir stellen uns z. B. vor, wie wir uns fühlen, wenn wir auch die «kranken» Gelenke so frei und unbeschwert bewegen können wie die gesunden. Durch diese **positive Einstellung** werden wir «geistig» aufgerüstet, moralisch aufgestellt, und wir werden auch Schritt für Schritt eine Besserung erreichen. **Energie folgt dem Bewusstsein!** Im anderen Fall – der negativen Einstellung – müssen wir nicht überrascht sein, wenn es immer mehr abwärts geht. **Wir erhalten das, worauf wir uns konzentrieren,** es ist das Resultat unserer Gedanken, dem Gesetz von Ursache und Wirkung gehorchend. Wir können die Wirkung also selbst bestimmen – positiv oder negativ –, je nach unseren Gedanken und unserer Ein-Stellung. Es ist unsere eigene Verantwortung! Wir können auch sagen, dass wir eine vorzeitige Abnutzungserscheinung an unseren Gelenken durch eine negative, bloss leistungsorientierte, zu wenig lust- und freudbetonte Einstellung zur Bewegung geradezu vorprogammieren.

Umgekehrt können wir durch eine Änderung unserer gedanklichen Einstellung – **durch eine positivere Ausrichtung – rheumatischen und auch anderen Krankheiten vorbeugen** (mehr noch zur geistigen Einstellung S. 102 f.). Es ist nun aber nicht so, dass bloss Rheumakranke sich gedanklich falsch, d. h. kontraproduktiv orientieren. **Es fehlt uns allgemein an Optimismus, an positiver Einstellung, aber auch an Dankbarkeit!** Statt, dass wir dankbar sind und uns an dem freuen, was wir haben, was wir können, was wir sind, verschwenden wir unsere Gedanken(kraft) an das, was wir (noch) nicht haben, (noch) nicht können, (noch) nicht sind und werden dementsprechend unzufrieden. In den wenigsten Fällen gründet unsere Unzufriedenheit auf absoluten Werten. Unbewusst orientieren wir uns an Vergleichspersonen, die anscheinend unseren Unmut rechtfertigen. Denken wir auch an das Beispiel mit dem Glas. Es ist eine blosse Einstellungssache, ob wir ein Glas als halbvoll betrachten oder schon als halbleer. Unsere Einstellung entscheidet, ob wir glücklich sind, weil das Glas ja noch halbvoll ist (Optimist) oder unzufrieden (Pessimist), weil das Glas ja schon halbleer ist. **Ein-Stellung!**

Von unserer Einstellung hängt es ab, was in den verschiedenen Bereichen auf uns zukommt – positiv oder negativ –, es liegt in unserer Hand. Wir können Lebensfreude ausstrahlen (auch wenn es uns im Moment nicht allzu rosig geht), indem wir uns auf das Gute und Schöne ausrichten und damit einem Genesungsprozess auch Tür und Tor öffnen. Wir festigen damit unsere Gesundheit. Wir können aber auch Pessimismus und Resignation ausstrahlen, wenn wir uns am Tristen, am noch nicht Vorhandenen orientieren und damit unsere Krankheit zementieren beziehungsweise ihr Vorschub leisten, falls wir noch gesund sind – es ist unsere Wahl! Dieser Sachverhalt kann nicht genug erwähnt werden, weil er sehr entscheidend ist. Er bestimmt letztlich über Gesundheit oder Krankheit, über Glücklichsein oder Niedergeschlagenheit.

Gesundheit und Krankheit sind der «Lohn» unserer Gedanken- und Gefühlsqualität und damit unseres Tuns. ■

Rheuma durch Unterkühlung – eine Bekleidungsfrage?

Dass die Temperatur beziehungsweise die Feuchtigkeit die Entstehung von «Rheuma» begünstigen kann, zeigen schon die Knochenfunde von Höhlenbewohnern. Bei ungenügender Kleidung, extremen Witterungsbedingungen mit Nässe und Kälte litten schon diese unter «Rheuma». Gelenkentzündungen können sich zwar in jeder Jahreszeit entwickeln, aber die Schmerzen sind im Winter häufiger. Es ist bekannt, dass sich die meisten Kranken mit chronischen Gelenkleiden in einem warmen, trockenen Klima wohler fühlen. Man ist in einem solchen Klima weniger verkrampft, was sich auf das Krankheitsgeschehen positiv auswirkt.

Da wir dem äusseren Klima selten entfliehen können, scheint deshalb die richtige Bekleidung wichtig zu sein. **Die Bekleidung ist die 2. Haut des Menschen.** Sie soll natürlich und «atmungsaktiv» sein. Am besten eignen sich **Naturfasern wie Leinen, Seide, Wolle** und erst an 4. Stelle Baumwolle. Dass Baumwolle nicht erste Wahl ist, geht auf experimentelle Erkenntnisse von Dr. med. Hubert Palm – dem Vater der Baubiologie – zurück. Leider sind auch heute noch die synthetischen Materialien weit verbreitet, obwohl sie gesundheitliche Nachteile haben. Der Körper wird durch die künstlichen Textilien oft gereizt, was zu einer Hautrötung führen kann. Viele Kunstfasern behindern das richtige «Atmen» der Haut und eine optimale Wärmeregulation des Körpers, was zu einem Wärmestau führen kann, der die Schweissbildung anregt. Durch Verdampfen des Schweisses wird dem Körper die überschüssige Wärme entzogen, damit er wieder die normale Körpertemperatur von 37 Grad Celsius erreicht. Da die Kunstfasern den Schweiss nicht oder nur sehr schlecht aufnehmen, bleibt er auf der Kleidungsinnenseite und wirkt wie ein kalter Wickel. Durch diese «ständige» Unterkühlung werden rheumatische Muskelschmerzen begünstigt.

Berufsleute, die sich oft in der Nässe und Kälte aufhalten müssen, zählen ebenfalls zur Risikogruppe. Für diese ist es daher empfehlenswert, besonders anfällige Körperpartien wie Nacken, Schultern, Kreuz, Ellbogen, Knie vor Kälte, Zugluft und Feuchtigkeit (vor allem auch in der Nacht) zu schützen. Geeignet sind Ellbogen-, Knie- und Schulterwärmer aus Wolle.

Wir dürfen unseren Körper aber auch nicht verweichlichen. Er muss zur Temperaturregulierung fähig sein. Statt dicke Kleider anzuziehen, wenn wir kalt haben, ist es besser, die fehlende Wärme durch entsprechende Aktivität auszugleichen. Zu warme Kleidung begünstigt die Schweissbildung und damit die Erkältungsgefahr bei Zugluft. Auch die Bettdecke mit Feder-/Daunenfüllung sollte deshalb bei Neigung zum Schwitzen durch eine Decke mit Woll- oder Seidenfüllung ersetzt werden. Sie erleichtert die Transpiration.

Rheuma – bedingt durch Erdstrahlen?

Zwischen den Erdstrahlen und «Rheuma»problemen besteht ein Zusammenhang. Aber auch Leukämie und andere Krebsarten, Depressionen, Schlafstörungen, Entzündungen, Stoff-

Entstehungsgründe

wechselerkrankungen usw. können Symptome einer **geopathischen Krankheit** sein.

Der Erdball ist von elektromagnetischen Strahlungen überzogen. Sie können durch Reize aus dem Erdinnern wie Wasseradern, Brüche und Verwerfungen in der Erdkruste, aber auch durch Erzadern dort verstärkt werden, wo Überlagerungen beziehungsweise Kreuzungen entstehen und bestehen.

Erdstrahlen sind aber nicht durchwegs pathogen (krankheitserregend). Es gibt auch sogenannte «Orte der Kraft», z. B. die ägyptischen Königsgräber in der Cheopspyramide oder der Altar in der Kathedrale von Chartres (Frankreich), wo die Strahlung sogar heilsam sein kann. Besonders gefährlich für unsere Gesundheit können Kreuzpunkte sein, in denen sich Erdstrahlen unterschiedlicher Herkunft verstärken, vor allem dann, wenn wir uns dort regelmässig längere Zeit aufhalten, sei es am Arbeitsplatz, in der Küche oder im Schlafzimmer. Achten soll man auf Metallteile am Bett (Bettstatt, Federkern-Matratze), welche eine schon bestehende Strahlung verstärken können. Eine Bodenheizung ist zwar angenehm, weil wir ständig warme Füsse haben, ist aber vom Prinzip her ein potentielles Störfeld (wir meiden ja auch das Grundwasser unter dem Haus). Katzen und Gummibäume sind gute Strahlensucher. Der Platz, wo sich Katzen besonders gerne aufhalten und Gummibäume besonders gut gedeihen, ist für Menschen ungeeignet. Man denke an die Möglichkeit solcher Störfelder, wenn man am Morgen selten entspannt aufwacht, in einem fremden Bett (an einem anderen Ort) jedoch problemlos schlafen kann. Ein Abschirmen bringt selten den erhofften Erfolg, meistens bleibt nur das Meiden der Störzone (z. B. das Umplazieren des Bettes, Pultes usw.). Geübte Pendler können uns helfen, allfällige Störfelder aufzufinden. Bereits bestehen auch physikalische Messgeräte (für weniger Sensitive).

Rheuma – eine Autoimmunkrankheit?

Für diese These spricht die Tatsache, dass man erst vor kurzem bei der «Rheumatoiden Arthritis» (chronische Polyarthritis) Antikörper (Rheumafaktoren) entdeckt hat, die gegen das eigene Gewebe agieren und es sogar zerstören können. Diese Antikörper konnten bei vielen Rheumatikern nachgewiesen werden, aber nicht bei allen. Dass unser körpereigenes Abwehrsystem (Immunsystem) «amok» laufen kann, scheint weiter nicht verwunderlich: Denken wir bloss daran, dass unser Bindegewebe durch eine falsche Ernährungs- und Lebensweise oft jahrelang überstrapaziert wird und abgelagerte Gift- und Schlackenstoffe sein Funktionieren behindern oder gar verunmöglichen. Dass ein degeneriertes Bindegewebe von unserem Abwehrsystem als «fremd = feindlich» angesehen und dementsprechend angegriffen wird, ist bloss eine logische Folge.

Diese immunologische Fehlreaktion im weichen Bindegewebe konnte durch gewisse immun-stimulierende beziehungsweise -regulierende Therapieverfahren mit Erfolg behoben werden (siehe Therapieansätze S. 177 f.). Als Selbsthilfemassnahme steht aber das Fasten an erster Stelle (siehe S. 207 ff.).

Rheuma – vererbt?

Wie wir bereits gehört haben, kann Gicht eine vererbte Stoffwechselstörung sein. Damit ist aber lediglich gesagt, dass das Erbgut als Risikofaktor betrachtet und der Prophylaxe umso mehr Beachtung geschenkt werden muss. Dies trifft auch für die Osteoporose und das rheumatische Fieber zu, das in bestimmten Familien häufig auftritt. Unsicher bleibt dabei, in welchem Grade bei dieser «Vererbung» nun der genetische Code und wie weit ähnliche Lebensweisen zweier Generationen der gleichen Familie die rheumatische Erkrankung begünstigen.

Da ein Mensch nicht in der Lage ist, seine Erbfaktoren zu beeinflussen, jedoch seine Lebensumstände weitgehend selbst bestimmt, ist darauf die ganze Aufmerksamkeit zu richten. Um dies zu erreichen, sei auf die übrigen Kapitel des Buches verwiesen.

Rheuma – Risikofaktoren bezüglich Alter und Geschlecht

Die Erkrankung an **Arthrose** ist bei Frauen mit zunehmendem Alter wahrscheinlicher als bei Männern.

Von **Morbus Bechterew,** einer chronisch-entzündlichen Rheumaform, die zu einer Verkrümmung der Wirbelsäule führen kann, sind allerdings zu 90 % Männer, meist im Alter zwischen 20-30 Jahren, betroffen.

Umgekehrt neigen rund 3mal mehr Frauen (70 %) als Männer, vor allem im Alter von 30 bis 50, zu **chronischer Polyarthritis.**

Osteoporose (Knochenschwund) ist vor allem eine Alterskrankheit. Frauen sind davon besonders betroffen, meist nach der Menopause. Osteoporose ist ein komplexes Wechselspiel von genetischen, hormonellen, Ernährungs- und Lebensstil-Faktoren. Zu beachten ist, dass bestimmte Schlafmittel die Brüchigkeit der Knochen fördern können. Den Apotheker fragen!

Gicht ist bei Männern 20mal häufiger als bei Frauen.

Von **rheumatischem Fieber** sind mehrheitlich Kindern zwischen 5 und 15 Jahren betroffen, es kann aber in jedem Alter auftreten.

Rheuma – Soziales Umfeld, Familie, Arbeitsplatz

Gerade diese Faktoren können sehr wichtig sein für die Entstehung, aber auch für die Heilung von «Rheuma». So erkranken beispielsweise gemäss einer älteren britischen Studie im Durchschnitt nur 25 von 1000 Männern im Verlaufe eines Jahres an «Rheuma». Unter den Männern mit angelernten Berufen sind es aber bereits 30 und unter den Ungelernten sogar 41. Bei den Freiberuflichen und leitenden Angestellten erkrankten nur 9 (!) an «Rheuma». Ähnliche Werte bekommt man übrigens auch bei anderen Krankheiten wie Bronchitis und Psychosen. (Ministry of Pensions and National Insurance, 1965, zitiert in Office of Health Economics, 1973).

Aber auch die direkte **berufliche Belastung durch harte körperliche Arbeit,** z. B. in der Landwirtschaft oder in der Industrie, kann dazu führen, dass diese Berufsleute häufiger an «Rheuma» erkranken als andere Berufskategorien.

Rheuma und Stress

Dass ein **Zusammenhang zwischen Stress und «Rheuma»** besteht, belegt eine amerikanische Studie, wonach Stress (beziehungsweise stressauslösende Faktoren wie Scheidung, Pensionierung usw., also einschneidende psychische Ereignisse) **rheumatoide Arthritis** begünstigt. Ob ein solches Ereignis als Stressor wirken kann oder nicht, hängt natürlich von der Persönlichkeitsstruktur des Betroffenen ab. Rheumatoide Arthritiker weisen im allgemeinen eine **stärkere Muskelspannung** auf (wie bei Stress) und **entspannen sich nicht so leicht** wie Vergleichsgruppen (J. C. Beckham, 1987).

Ein weiteres Indiz sind auch die bei «Rheuma» häufig auftretenden **Begleitsymptome wie Herzbeschwerden, Magen-**

Darm-Probleme, Potenzstörung, Frigidität sowie Angst und Depression, die alle auch bei chronischem Stress zu beobachten sind. Weitere Ausführungen zum Thema «Stress» und zu dessen Prophylaxe S. 129 ff.

Rheuma und Gewohnheit

Gewohnheiten – vor allem Gewohnheiten im Denken, Fühlen und Handeln, welche unsere körperliche und geistige Trägheit unterstützen – sind mitunter ein wesentlicher Entstehungsgrund für viele Krankheiten, insbesondere aber für «Rheuma». Denn «Gewohnheit» hat zwar mit Konstanz und Sicherheit, aber auch mit «Starrheit», «Sturheit» und fehlender Flexibilität zu tun. Man könnte auch von einer fehlenden Beweglichkeit auf der geistig-seelischen Ebene sprechen. Wollen wir vielleicht aus Angst vor dem Neuen am Alten festhalten und uns nicht verändern? Damit verschliessen wir uns neuen Erfahrungen, die uns helfen können, schneller (und sicherer) voranzukommen. **Erfahrungen** sammeln wir vor allem an Wendepunkten unseres Weges, wenn wir von einer Phase in eine andere übergehen und nicht beim Verharren am Ort. **Leben** bedeutet Abwechslung, Veränderung, den Puls spüren, ein Auf und Ab, Aktivität und Passivität, Kraft und Ruhe, Anspannung und Entspannung, Einatmen und Ausatmen – **ein rhythmisches Wechselspiel** und nie bloss die Erfahrung des einen Pols. **Trägheit ist Gift für jede Veränderung und bedeutet Stillstand und schliesslich Tod.** Wollen wir nicht lieber in Bewegung kommen und am Leben teilhaben? Jedes Verharren-Wollen, jede Gewohnheit (altes Verhaltensmuster?) ist von Zeit zu Zeit zu «überprüfen». Ist sie unserer Entwicklung noch förderlich, oder dient sie bloss unserer Bequemlichkeit? Am besten können wir dies tun, wenn wir uns öffnen, um so besser vergleichen zu können. Seien wir risikofreudiger, wagemutiger und lebendiger, denn: wer wagt, gewinnt! Verharren wir allzulange in einer Lebenslage

(z. B. auch ein Ausruhen auf den Lorbeeren), so laufen wir Gefahr, dass uns von aussen eine sanfte oder weniger sanfte Veränderung aufgezwungen wird. Unsere Seele möchte ja wachsen, sich entwickeln. Dies ist ihr aber oft in der von uns festgesetzten Form (Enge) nicht möglich. Warten wir also nicht zu lange! **Bewegen wir uns – verändern wir uns (= bewusste Steuerung!) – leben wir!**

Um unsere **Gewohnheitsmuster im Alltag** (unsere Pseudo-Sicherheit) bewusst zu **durchbrechen,** können wir im Zug, in der Strassenbahn, im Bus, in der Kantine usw. versuchen, unsere gewohnte Fahrtrichtung beziehungsweise unseren «Stammplatz» zu wechseln, vielleicht sogar unser Stammlokal einmal gegen ein anderes einzutauschen. Warum nicht am «neuen» Ort ein Gespräch mit dem uns unbekannten Nachbarn beginnen? Oder wir schlagen für einmal einen anderen Weg zur Arbeit ein. Wir werden überrascht sein, wie viel Neues, Gewinnbringendes uns erwartet, wieviel Schönes wir plötzlich entdecken, welche Bereicherung aus neuen Begegnungen von Mensch zu Mensch und von Mensch zur Natur erwachsen kann.

Versuchen wir auch immer wieder, die **Dominanz der linken Hirnhälfte** (Sitz unseres Sicherheitsdenkens und der Rationalität) **zu brechen,** indem wir z. B. Arbeiten, die wir üblicherweise mit der rechten Hand, neu mit der linken Hand ausführen, was – nicht nur manuell – zu grösserer Flexibilität führt.

Natürlich führen nicht alle aufgelisteten Faktoren gleichermassen zu rheumatischen Erkrankungen. **Jeder einzelne Faktor bildet aber ein gewisses Risiko – es sind alles potentielle Ver-ursacher gesundheitlicher Störungen.** Kommen verschiedene Risiken zusammen, die über Jahre wirken können, so ist es nur noch ein kleiner Schritt zur Krankheit. Umgekehrt ermöglicht das Wissen um die Risikofaktoren, vermehrt prophylaktische Massnahmen zu ergreifen.

Rheuma – seelisch bedingt?

Die Vielzahl stofflicher Ursachen – und es gibt immer mehr –, die zur Entstehung rheumatischer Krankheiten beitragen, lassen gewisse Zweifel aufkommen, ob überhaupt die Ursache auf der materiellen, körperlichen Ebene zu suchen sei. Die möglichen Entstehungsgründe des rheumatischen Formenkreises sind wahrscheinlich eine Auswirkung verborgener, «tieferer» Ursachen. Sie sind nicht auf der stofflich-sichtbaren Ebene, sondern im seelisch-geistigen Bereich zu suchen, in der Persönlichkeit des einzelnen.

Nach anthroposophischer Auffassung kommt es zu Knochenerweichung z. B. bei Angstzuständen. Rachitische Kinder können deshalb auf seelischer Ebene geheilt werden, wenn man bei ihnen das Vertrauen fördert, was sie mutiger macht und ihnen die Angst nimmt. Rudolf Steiner, der Begründer der Anthroposophie, weist noch auf eine andere Ursache von «Rheuma» hin: Wenn ein Kind in der Schule oder gar schon im Kindergarten gezwungen wird, still zu sitzen, anstatt sich frei bewegen zu dürfen – wie es der kindliche Körper für seine Entwicklung braucht –, kann sich dieser Zwang quasi einkörpern, d. h. zu einem seelischen Härteherd führen. «Rheuma»-Disposition im späteren Leben kann die Folge sein.

Auch eine unbeugsame, intolerante, kompromisslose und selbstgerechte Haltung ist Schrittmacher für rheumatische Erkrankungen.

Der Zürcher Rheumatologe Dr. med. Arnold Weintraub, ein Spezialist für psychosomatisch bedingte Rheumabeschwerden, spricht von häufigeren **psychosomatischen Ursachen** für rheumatische Beschwerden als allgemein angenommen wird. Oft könne das Krankheitsbild Hinweise auf die Art des seelischen Ungleichgewichtes geben. Der sogenannte «Tennis-Ellbogen» beispielsweise entstehe häufig durch gestaute

Aggressionen (Faust im Sack machen). Demgegenüber leiden Gastarbeiter oft an Fussgelenk-, Bein- oder Kniebeschwerden, ein Zeichen ihrer Entwurzelung («Der Bund», 30.4.89, S. 32).

Was körperlich in Erscheinung tritt, hat seinen Ursprung beziehungsweise seine Auswirkung im geistig-seelischen Bereich: wie oben so unten, wie aussen so innen oder wie im kleinen so im grossen. ■

In früheren Zeiten lebte man noch viel mehr mit Analogien. Man hatte weniger äusserliche Einflüsse zu verarbeiten, was eine Überreizung praktisch ausschloss. Man hatte Zeit, sich der Natur nahe zu fühlen. Seelisch-geistige Krankheitsursachen waren für unsere Vorfahren etwas Naheliegendes, aber auch etwas Bedrohliches, vor allem dann, wenn sie sich von (Natur-)Geistern bestraft fühlten.

Wenn wir uns mit dem Gedanken seelischer Ursachen vieler Krankheiten, nicht nur von «Rheuma», angefreundet haben, so ist es nur ein kleiner Schritt zum **Sinn der Krankheit,** wie wir im nächsten Kapitel noch detaillierter sehen werden.

Ursache und Sinn der Krankheit

In diesem Kapitel möchten wir auf den geistig-seelischen Hintergrund der Krankheiten des rheumatischen Formenkreises eingehen. «Ohne in die Welt der Seele (Land Gottes) einzutreten, kann man niemals Krankheiten heilen und niemals ein gesundes, glückliches Leben führen» (George Ohsawa – Begründer der Makrobiotik).

«Krankheit ist weder Grausamkeit noch Strafe, sondern einzig und allein ein Korrektiv, ein Werkzeug, dessen sich unsere Seele bedient, um uns auf unsere Fehler aufmerksam zu machen, um uns von grösseren Irrtümern zu bewahren, um uns daran zu hindern, mehr Schaden anzurichten – und uns auf den Weg der Wahrheit und des Lichtes zurückzubringen, von dem wir nie hätten abkommen sollen.» (Dr. Edward Bach – der Finder der Bachblüten) ∎

Jede Krankheit ist «bloss» ein **Hinweis für eine nötige Korrektur**. In diesem Lichte gesehen ist auch **jede Krankheit sinnvoll**. Sie ist nicht gegen uns gerichtet, sondern hilft uns, besser auf unserem Lebensweg voranzukommen. Sie unterstützt uns auf unserem Weg zu mehr **Selbsterkenntnis**. Das merken wir vor allem dann, wenn eine Krankheit sehr intensiv gelebt, ja durchlitten wird und auch länger dauert, als wir Zeit und Geduld dafür aufbringen wollen. Dann erreichen wir nämlich Grenzen, die «dunklere» Seiten von uns zum Schwingen bringen. Schwächen und Untugenden, die wir normalerweise so gut wie möglich vor uns und den anderen verstekken, von uns weisen, nicht wahrhaben wollen oder verdrängen, werden aufgedeckt. Die Krankheit zwingt uns, dass wir uns mit ihr auseinandersetzen oder ihre Existenz zumindest einmal akzeptieren. Wahre Heilung beginnt ja damit, dass wir ehrlich sind, uns nichts vormachen und auch «Negatives» in uns annehmen lernen. Nur dann kommen wir weiter, können uns der Unzulänglichkeiten bewusst werden und uns eventuell davon befreien, indem wir sie aufarbeiten. Denken wir einmal nach, vielleicht war gerade unsere letzte Krankheit ein Wink, der uns die Augen für unser Inneres, für unsere Schattenseiten und unsere Schwächen öffnen wollte.

Krankheit kann uns auch zu mehr Dankbarkeit für unsere Gesundheit verhelfen. Oft schätzen wir die Gesundheit erst dann richtig, wenn wir auch den nicht-gesunden Zustand erfahren haben. ■

Krankheit kann uns helfen, das rechte (ausgewogene) Mass in unserem Leben zu finden, unser Denken-Fühlen-Handeln zu harmonisieren und in Einklang mit der Umwelt zu bringen. ■

Nach einer Genesung sind wir meistens mit wenig(er) zufrieden und glücklich über die wiedererlangte Gesundheit. Wir sind uns wieder bewusst, was es heisst, gesund zu sein. Oft sind wir auch voller Energie und Tatendrang. Wir atmen vielleicht auch intensiver (Atmen ist Leben), und unsere Sinne scheinen geklärt, wacher zu sein. Die Suchtstoffe wie Kaffee, Alkohol und Nikotin, die zu unserem Alltag gehörten, sind anfänglich nicht mehr so verlockend wie einst. In gesunden Tagen «vergessen» wir das Vergangene leider wieder relativ schnell, und wir kümmern uns erneut wenig(er) um das Mass und die Qualität unseres Denkens-Fühlens-Handelns. Wird das Mass abermals überschritten, lehrt uns vielleicht eine erneute Erkrankung die richtige Gangart. Wenn nicht, werden sich Krankheit und Gesundheit abwechseln, bis wir lernen oder daran zugrunde gehen. Würden wir mehr auf den Instinkt und die Intuition, auf die feinen (Körper)signale hören, die uns rechtzeitig warnen, würde das rechte Mass gar nie überschritten und der Um-weg über die Krankheit bliebe uns erspart.

Die Krankheit kann nur eine positive Entwicklung einleiten, wenn wir in ihr einen Sinn sehen, ein Mittel, das uns auf den (richtigen) Weg zurückführt. ■

Keinen persönlichen Nutzen ziehen wir aus der Krankheit, wenn wir sie als lästig empfinden, als etwas, dessen wir uns so rasch wie möglich entledigen müssen, da sie uns, wie wir glauben, nur an der Erfüllung unserer «Pflichten» hindert. Diese scheinbaren Pflichten haben wir uns aber zum grössten Teil selbst auferlegt. Wir dachten dabei aber kaum an die Lebensfreude, die Liebe unserem Körper, unserer Seele und der Umwelt gegenüber, an die Lebensentfaltung in einem höheren Sinne. Wir unterordnen uns einer «Pseudo-Pflicht». Wahre Pflicht heisst nämlich, die volle Verantwortung für unser eigenes Leben, für die Entwicklung der eigenen Persönlichkeit zu übernehmen. Und diese «Pflicht» sich selbst, d. h. letztlich seiner Seele gegenüber, beinhaltet auch ein «Wach-sein», Ein-sich-weiter-entwickeln-wollen und nicht ein Stehenbleiben. Gerade dann aber, wenn wir chemische Präparate einnehmen, um die Schmerzen, ein Unwohlsein, eine Krankheit so schnell als möglich zu unterdrücken, um möglichst rasch wieder zu «funktionieren», bleiben wir stehen – bewusstseinsmässig, entwicklungsmässig, von der Seele aus gesehen. Die Krankheit wird dann sinnlos, wenn wir auf dem selben Weg und im selben Trott weitergehen. Medikamente dämpfen aber auch jede Empfindung (nicht nur Schmerzen), die leisen Signale von innen, die bloss darauf warten, gehört zu werden, und die uns helfen, im Leben weniger zu stolpern.

Jedes körperliche Problem (materielle Ebene) hat seine Entsprechung auf der geistig-seelischen Ebene.

Wenn wir, bedingt durch die «Rheuma»-Krankheit, in unseren Bewegungsabläufen starr werden, eine gebeugte Haltung einnehmen, so geht dieser körperlichen Problematik eine geistig-seelische voraus – wie innen so aussen. Eine zunehmende Versteifung lässt uns direkt nach der geistig-seelischen Erstarrung fragen. Wie steht es also mit der geistig-seelischen Flexibilität? Sind wir vielleicht bewusstseinsmässig festgefahren? Können wir andere Standpunkte nachvollziehen? Sind wir kompromissfreudig oder gar bereit, auf unseren (scheinbaren) Vorteil zu verzichten? – «Starr», «stur» und «steif» sind miteinander verwandt. Auch Perfektionismus und extreme Gewissenhaftigkeit können Ausdruck von Sturheit sein, beides auch Charakterzüge vieler Rheumatiker.

Und wie steht es um unsere geistig-seelische Aktivität? Sind wir vielleicht zu passiv, lassen wir andere über uns bestimmen, Fremdbestimmung also? Lassen wir uns auf unserem Weg behindern? Stehen wir zu unseren Gefühlen; kennen wir sie überhaupt? Müssten wir vielleicht Probleme anpacken, statt ihnen aus dem Wege zu gehen oder den Weg des geringsten Widerstandes zu wählen? Fragen, die jeder selbst beantworten kann.

Unsere körperlichen Probleme geben uns die Chance, ehrlicher zu werden, falls wir nicht blind sind (oder sein wollen). Der Körper offenbart, was wir auf der geistig-seelischen Ebene nicht sehen, nicht wahrhaben wollen, was wir möglichst verdrängen möchten. Meistens würde dies ja auch gelingen, wenn bloss der Körper nicht wäre... «Rheuma» ist nichts anderes, als eine Ablagerung toxischer Stoffe, welche zu schmerzhaften, akuten oder chronischen (entzündlichen oder degenerativen) Gewebeveränderungen in der Muskulatur, in den Gelenken oder im Bindegewebe führen. Dies ist eine Re-aktion einer Ablagerung (Verdrängung) auf der geistig-seelischen Ebene.

Zum **Persönlichkeitsprofil des Rheumatikers** gehören nämlich oft das Streben nach Dominanz, Ungeduld und Wut – alles Wesenszüge, die viele von uns negativ werten und dementsprechend auch nicht wahrhaben wollen – also werden sie verdrängt («man darf doch nicht so sein»...). Es können sich deshalb unbewusst Schuldgefühle entwickeln, welche umgekehrt zu (übertriebener) Hilfsbereitschaft und (Selbst)-Aufopferung für andere Menschen führen können – auch dies verbreitete Charakterzüge unter den Rheumatikern. Also ein übermoralisches Verhalten! Dieser übersteigerte, fast masochistische Helferwillen, der bis zur Selbstaufgabe führen kann, ist dann umgekehrt auch wieder Anlass zu depressiver Verstimmung, wie wir es oft als Begleitsymptom bei Rheumatikern beobachten können (abgesehen von Depressionen als Reaktion auf die Schmerzen oder die vermeintlich auswegslose Situation).

«Jede Krankheit ist das Ergebnis gehemmten Seelenlebens»
(Definition von Alice A. Bailey) ■

Die nachfolgende Tabelle gibt Einblick in die möglichen geistig-seelischen Probleme, die die auftretenden Symptome der rheumatischen Krankheiten widerspiegeln: **Wie innen so aussen – wie aussen so innen.**

Körperliche Symptomatik	Geistig-seelische Problematik
Verhärtung, Starre, Unbeweglichkeit	geistige Unflexibilität und Verhärtung (z. B. Pedanterie und Perfektionismus, Starrheit, Sturheit und störrisch sein)
Bewegungseinschränkung	geistige Bewegungseinschränkung durch Zwänge, Übergewissenhaftigkeit, moralische

	Normen, Sektierertum, Depression, usw. (wir sind selbst dafür verantwortlich, wenn wir uns einschränken lassen)
Gebeugte Haltung (z. B. Bandscheibenvorfall, Buckel, krummer Rücken)	sich zu grosse Last aufgebürdet (äusserer Druck), Unterwürfigkeit, eventuell falsche Demut, mangelnde Ehrlichkeit, unbewusste Schuldgefühle
Stoffliche Ablagerungen	Verdrängung, ins Unterbewusste abgelagerte Probleme
Verschlackung (Gewebe)	geistige Verschlackung durch negative Gedanken und Emotionen
Abnutzung (Knorpel, Knochen)	Aufopferung oder allgemeiner Verschleiss, weil man seine Lebensaufgabe gesucht und nicht gefunden hat
(Bindegewebe-) Schwäche	Fremdbestimmung, übertriebene Hilfsbereitschaft (Selbstaufopferung bis zum Masochismus) infolge Mangel an innerem Halt und geistiger Spannkraft
Entzündungsschübe	Überreizungen, übermässig gelebte Energie oder blockierte Energie (Frustration, unterdrückte Aggression usw.), die in Bewegung gekommen ist
Allergische Reaktionen	unbewusster Kampf gegen vermeintliche Feinde, auch Selbstzerstörung, mangelnde (Eigen)Liebe

Schmerzen	(unterdrückte) Aggressionen oder Selbstbestrafung infolge aggressiver Gedanken oder Handlungen

Aufgrund des Ortes der körperlichen Beschwerden können noch weitere geistig-seelischen Rückschlüsse gezogen werden. So hat **jeder Körperbereich seine symbolische Be-Deutung.** Bei Fussproblemen müssen wir sicher erst einmal nach unserer Verwurzelung, unserer Standhaftigkeit fragen. Hände haben mehr mit «Be-greifen» und unserer Handlungsfähigkeit zu tun. Rückenprobleme, die zu einer gebeugten Haltung führen können und uns hindern, aufrecht zu gehen, stellen die Frage nach unserer inneren Aufrichtigkeit. Wie steht es mit unserer Ehrlichkeit? Können wir zu dem stehen, was wir denken, sagen und tun? Können wir den Problemen und unseren Mitmenschen aufrecht begegnen, von Angesicht zu Angesicht? Ducken wir uns vor den anderen? Machen wir uns kleiner als wir sind? **Buchempfehlung:** «Krankheit als Weg» von Dethlefsen/Dahlke, Bertelsmann Verlag, 1983.

Rheuma und unsere Energiezentren

Wir können die körperlichen Beschwerden auch **in Beziehung zu unseren Energiezentren (Chakren)** bringen, wie sie in östlichen Lehren näher beschrieben sind. Chakren werden oft als Lotosblumen dargestellt. Durch die Blütenblätter fliessen Energien in die Chakren hinein und von dort weiter in die feinstofflichen Körper. Ausser dem physischen Körper besitzen wir nämlich noch andere, nicht materielle Körper, die deshalb unsichtbar sind. Dazu gehören der Aetherkörper, den wir auch mit den Pflanzen gemeinsam haben und auf dem unsere Chakren verwurzelt sind, der Astral- oder Emotionalkörper, den wir mit den Tieren gemeinsam haben und der Träger unserer Gefühle und Emotionen ist, der Mentalkörper, der Kausalkörper usw. Alle Chakren münden in einen gemeinsamen Kanal, der sich durch das Innere der Wirbelsäule zieht, von der Basis bis zum Scheitel.

Wir besitzen sieben Haupt-Energiezentren, durch welche ganz bestimmte Energiequalitäten fliessen. Jeder einzelne Körperteil und jedes Organ untersteht direkt einem dieser Chakren. Füsse und Beine stehen im Einzugsgebiet des **Basiszentrums,** dem untersten Chakra am Ende der Wirbelsäule. Durch dieses Zentrum drückt sich der **«Wille zum Dasein»** aus. Dies hat mit der schon erwähnten Standhaftigkeit und Durchhaltekraft, der Verankerung des Lebens in unserer körperlichen Form zu tun. Wenn wir mit einer dieser Qualitäten Schwierigkeiten haben, dann stellen sich krankhafte Erscheinungen vor allem im Bereich der Hüfte, des Beckens, der Beine sowie der Nieren und der Blase ein.

Das zweite Chakra, das **Sakralzentrum** mit seinem Sitz über dem Schambein und der dazugehörigen Wurzel im Lendenwirbelbereich ist Durchlasskanal für die **«Freude am Dasein».** Leben wir diese «kindliche», spielerische Lebens-Freude (auch die Sexualität gehört dazu!) nicht oder zu wenig aus, so schlägt sich das im Sakralzentrum, zu dem der Unterleib, die Geschlechtsorgane und die Lendenwirbel gehören, nieder. Wenn wir an die häufig auftretenden Probleme gerade im Lendenwirbelbereich denken, so sehen wir die Bedeutung dieses Zentrums. Leben wir also dessen Energiequalität!

Im Zusammenhang mit den Erkrankungen des rheumatischen Formenkreises ist noch das **Hals- oder Kehlkopfchakra** zu erwähnen. Es ist unser wichtigstes **Ausdruckszentrum.** Wenn wir unsere Ausdruckskraft blockieren, also unseren Gedanken und Vorstellungen keine konkrete Sprache geben können – verbal oder manuell (künstlerisch) oder auch in der Bewegung, kommt es zu Problemen im Hals-Schulter-Bereich. Unsere häufigen Verspannungen (Stauungen) im Schulter-Nackenbereich können auch darauf zurückzuführen sein, dass wir uns überfordert fühlen, dass uns zu viele Lasten auferlegt worden sind (oder wir uns selbst auferlegt haben). Hätten wir doch das Bewusstsein, dass wir nichts übernehmen, das wir nicht tragen und ertragen können! Anders ausgedrückt: **Uns widerfährt nichts, was uns nicht dienlich ist.**

Es kann auch sein, dass wir uns verschliessen (blockieren), weil wir einmal(!) eine negative Erfahrung machen mussten. Aus Angst also, dass uns dasselbe erneut widerfährt, blockieren wir lieber unsere Lebenskraft. Bei dieser negativen Einstellung werden wir bei einem erneuten Versuch auch prompt wieder eine negative Erfahrung machen, weil wir ja unser Unterbewusstsein auf das Negative programmiert haben (negative Erwartungshaltung!). Oft haben wir aber auch eigentliche Hemmungen, Angst vor unserer eigenen Kraft, die in uns steckt. So verwirklichen wir uns bloss teilweise oder gar nicht. Das Resultat ist ein blockiertes Halszentrum. Erinnern wir uns doch an das Sprichwort: Wer wagt, gewinnt! Wir können eigentlich gar nicht verlieren!

Jeder kann über sich selbst hinauswachsen und das Grosse und Einmalige vollbringen, das in ihm wie in jedem Menschen steckt! ■

Den Mut und die Kraft für das Grosse und Einmalige aufzubringen, ist ein Teil unserer Verantwortung für unser Leben.

Wir sind aus der Vollkommenheit gekommen und gehen im Laufe unserer Erdenleben langsam aus der unbewussten Vollkommenheit zurück in die bewusste Vollkommenheit.

Rheuma und Schmerz

Rheumatische Erkrankungen sind meistens auch mit **Schmerzen** verbunden. Wo liegt denn hier der geistig-seelische Zusammenhang? Aber auch hier gilt: Wir ernten, was wir säen. Körperliche Schmerzen verspüren wir vorerst dann, wenn wir «Opfer» einer aggressiven Handlung werden, wenn jemand gegen uns tätlich wird. Wenn wir nun aber selbst auf jemanden wütend sind und eigentlich gerne tätlich werden möchten, dies aber aus Gründen der Erziehung, von (einprogrammierten) Verhaltensmustern oder der Moral unterlassen, also den aggressiven Impuls in uns unterdrükken, blockieren, so richtet sich diese, wie jede nicht gelebte Energie, früher oder später gegen uns selbst. Energie kann ja nicht verloren gehen und hat immer eine Wirkung. Jeder Gedanke, aber auch jedes Gefühl stellt eine ganz bestimmte Energieform dar, die früher oder später auch eine Wirkung zeigt. Da die Wirkung meist verzögert ist, wissen wir nicht mehr, dass wir sie selbst ver-ursacht haben. **Rheumaschmerzen können deshalb auch das Ergebnis langanhaltender negativer und aggressiver Gedanken sein.** Auf jeden Fall sind sie nie das Ergebnis einer liebenden Handlung oder Denkweise. Im Falle der nicht verabreichten Ohrfeige blockieren wir die mobilisierte (Gefühls)Energie im Bereich der Gelenkmuskulatur, wo sie sich in Entzündung und Schmerz umwandeln kann. Die «gedachte Ohrfeige» trifft uns schliesslich selber. Man könnte auch von einer Autoaggression sprechen, indem wir uns selbst (unbewusst) Schmerzen zufügen. Vielleicht auch aus einem (unbewussten) Schuldgefühl heraus, «weil man ja keine aggressiven Gedanken haben sollte», sie aber trotzdem hat. Wir sollten uns demnach bei akuten oder chronischen Schmerzen auch fragen, wem die unterdrückte Aggression gilt.

Es gibt gewiss viele Möglichkeiten, konstruktiv mit aufgestauter Aggression (Energie) umzugehen (siehe auch S. 133f.). Wir könnten z. B. auch lernen, auf den anderen nicht wütend zu sein, wenn wir die Wut als Projektion erkennen und versuchen, sie in Liebe umzuwandeln – möglicherweise eine Langzeitarbeit. Auf alle Fälle ist es von Vorteil, Differenzen und Probleme mit dem «Gegenspieler» sofort und direkt anzugehen.

Ursache und Sinn

Denn, warten wir, bis sich viel negative Energie gesammelt hat, dann bleibt oft nur die Explosion(!) als Er-lösung oder – langfristig gesehen – die Schmerzen. Beides keine gute Lösung!

Jede Aggression – ob gelebt oder unterdrückt – bedeutet auch körperlichen Stress (siehe S. 132). Leben wir diesen Stress aus, führt dies weniger zu «Rheuma». Jede Aggression ist aber eine Projektion, die nur mit uns zu tun hat und die wir lernen können abzubauen.

Jeder Gedanke und jedes Gefühl beinhaltet Energie. Jede Energie hat eine Wirkung, die sich früher oder später beim Aussender der Energie manifestiert: positiv bei positiven Gedanken/Gefühlen, negativ bei negativen Gedanken/Gefühlen. ∎

Schon beim Denken und Fühlen sollten wir uns über die Energiequalität Rechenschaft geben und so negative Energien gar nicht erst aufkommen lassen. Eine solche «Denk-/Fühl-Weise» bedeutet letztlich auch **Gesundheits-Prophylaxe**, indem wir uns nicht durch negative Gedanken und Gefühle krank machen. (**Buchhinweis:** z. B. N. V. Peale, «Die Kraft positiven Denkens», Oesch Verlag).

Üben wir Gedanken- und Gefühls-Hygiene im Alltag, hier und jetzt! ∎

Die Gedanken- und Gefühlshygine fördert unsere Heilung, jene unserer Umwelt und sorgt für eine bessere Zukunft.

Ein Tip, um zu positiveren Gedanken zu kommen: Je «erfüllter» das eigene Leben ist, desto weniger haben wir negative Gedanken, uns und anderen gegenüber. Zu dieser Lebens-Erfüllung können wir viel beitragen. ∎

Krankheit und Karma

Dass ein Zusammenhang zwischen unseren Krankheiten und unseren geistig-seelischen Problemen als eigentliche Krankheits-Verursacher besteht, ist unbestritten. Es ist aber nicht so, dass durch eine Veränderung unseres Denkens-Fühlens-Handelns jede Krankheit in den Griff zu bekommen ist. Wenigstens im östlichen Denken kann die Entwicklung einer Krankheit auch in einem **karmischen Zusammenhang** stehen, dem kosmischen Gesetz von Ursache und Wirkung unterworfen sein. Danach sind wir heute das Ergebnis unseres Wirkens in früheren Leben. Das, was wir morgen sein werden, ist das Resultat unseres heutigen Seins. So können wir heute an Krankheiten leiden, die nicht unbedingt in einem direkten Zusammenhang mit unserem heutigen Tun (und Denken) stehen. Sind wir aber wirklich nach innen offen, so wird auch diese scheinbar «aus-heiterem-Himmel-kommende-Krankheit» uns zum nötigen Bewusstseinsschritt verhelfen können, eventuell auch über den (Um)Weg einer Rückführung (Reinkarnationstherapie). Im orthodox christlichen Glauben gibt es Krankheiten, die uns prüfen wollen, so wie es z. B. Hiob erfahren hat. Auch in diesem Falle ist das Leiden eine Chance zum Lernen. Unsere Seele will eigentlich nicht, dass wir leiden. Leider ist das Leiden aber oft notwendig, dass wir uns aktiv für unsere Gesundheit einsetzen. Die Länge unseres Leidensweges richtet sich danach, wann wir die anstehenden Bewusstseinsschritte erkennen und wie lange wir zum Vollziehen dieser Schritte brauchen.

Wieso gibt es denn auch Krankheiten, die nicht mehr zu heilen sind? Einfach gesagt: weil die nötigen Bewusstseinsschritte zu lange dauern würden. Entwicklung braucht Zeit. Trotz unseren Bemühungen erreichen wir dann nicht das erhoffte Ziel. Wenn auch keine Heilung mehr erreicht werden kann, so doch wenigstens eine Linderung. Es lohnt sich also auch in solchen (aussichtslosen) Fällen, sich zu bemühen.

Und überdies setzen wir durch eine bewusste Lebensführung ein «positives» Karma für unsere Zukunft. In diesem Zusammenhang soll allerdings nicht übersehen werden, dass die statistische Aussage über Heilbarkeit noch nicht unbedingt etwas über den Einzelfall aussagen muss: Immer wieder hören wir Schilderungen von wunderbaren Heilungen – von Ungläubigen meist als «Spontanheilungen» beschrieben. Bekanntlich basiert jede Statistik über die Lebenserwartung unter bestimmten Voraussetzungen auf einem Durchschnitt. Er setzt sich aus günstigen und ungünstigen Fällen zusammen. Jeder Betroffene kann dazu beitragen, mit grosser Wahrscheinlichkeit zu den günstigen oder gar zu den aussergewöhnlichen Fällen zu gehören.

Grundtherapie
(was jeder selbst tun kann)

Hinweis: Alle im folgenden erwähnten oralen Einnahme-Empfehlungen und körperlichen Übungsanweisungen werden auf eigenes Risiko durchgeführt. Wer sich unsicher fühlt, bespricht sich am besten mit einem Therapeuten, da jede generelle Aussage im Einzelfall nur beschränkt zutreffen muss. Die Aussagen basieren in den meisten Fällen auf langjährigen Erfahrungen von Therapeuten oder Traditionen der Volksmedizin; eine Haftung kann dennoch nicht übernommen werden. ∎

Nicht nur gibt es eine Vielzahl von Entstehungsgründen der Krankheiten des rheumatischen Formenkreises, sondern ebenso viele Behandlungsmethoden. Wir wollen nun aber nicht mit jenen, z. T. sehr wirksamen Therapieformen beginnen, bei denen der Rheumakranke auf ärztliche oder naturärzliche Hilfe angewiesen ist. Der **Schwerpunkt** wird bewusst auf die **Selbstbehandlung von «Rheuma»** gesetzt, also auf all die Möglichkeiten, mit denen wir **in eigener Verantwortung unsere Selbstheilungskräfte unterstützen** können. Es sind relativ einfache Methoden, die wir im Alltag selber für unsere Genesung und zur allgemeinen Gesundheitsprophylaxe durchführen können. Da wir uns (leider meist unbewusst) selbst krank gemacht haben, sollten wir auch selbst wieder einen Ausweg aus unserer Sackgasse finden.

«Krankheiten fallen nicht aus heiterem Himmel. Es ist die Summe der täglichen kleinen Sünden wider die Natur, die sich anhäufen und scheinbar auf einmal ausbrechen».
Hippokrates (460-377 v. Chr.) ∎

Wir können uns im Normalfall (abgesehen von karmischen Gründen) auch selbst wieder «heil» machen beziehungsweise bei schweren Erkrankungen den Genesungsprozess wirkungsvoll unterstützen. Alles, was wir selbst für unsere Gesundheit tun, gibt uns ein gutes Gefühl, macht uns frei, unabhängig und zufrieden, gibt uns Ver-Trauen in unsere innere Kraft – **Vertrauen in unsere Selbstheilungskräfte.**

Selbst wenn wir, bedingt durch unser Krankheit, in unseren Bewegungen stark eingeschränkt sind und vielleicht auch unter Schmerzen leiden, sind wir doch meistens in der Lage, Selbstbehandlungen zu machen – jeder in seinem Rahmen und nach seinen Möglichkeiten. So kann uns «Rheuma» denn auch einen Weg zu mehr Eigenverantwortung weisen – für unsere Gesundheit und für unser Leben überhaupt.

Ein fundamentaler Punkt für die «Heilung» ist, wie wir gesehen haben, die **positive Einstellung zur Krankheit** (siehe S. 59/102). Damit verhindern wir, auf der Ebene «Rheuma – wieso gerade ich?» beziehungsweise «Rheuma – ein Schicksalsschlag» stehen zu bleiben. «Rheuma» wie auch jede andere schwere Krankheit, die uns im täglichen Leben, in unseren täglichen Gewohnheiten einschränkt, führt uns fast wie von selbst zum **Sinn der Krankheit,** zu ihrem geistig-seelischen Hintergrund (siehe S. 71 ff.). Wir spüren und lernen, was wir in unserem meist festgefahrenen Leben, in unserem Denken-Fühlen-Handeln verändern müssen, um gesund zu werden und zu bleiben.

Neben den gesundungswilligen Menschen gibt es auch solche, die eine Krankheit brauchen, um aus der Anonymität, aus der Beziehungslosigkeit, aus der scheinbaren Leere des Daseins, aus der inneren Enge ins Besondere, ins Interessante, ins Beziehungsnetz «aufzusteigen». Mit der «besonderen» Krankheit stehen sie plötzlich im Brennpunkt des Interesses. Unbewusst fühlen sie sich jetzt besser, sie werden von ihrer Umgebung oder gar vom Spezialisten wahrgenommen. Solche Menschen bekommen dank ihrer Krankheit

Solidarität, Sympathie, Anteilnahme, Zuwendung und Wertschätzung zu spüren, die sie als «Gesunde» wahrscheinlich nie erhalten würden – wenigstens solange nicht, als sie in ihren festgefahrenen Geleisen verharren. Diese Menschen wollen deshalb auch gar nicht gesund werden: sie sprechen nur davon. Vielleicht «spüren» sie sich nur im kranken Zustand, nicht aber im gesunden. Schade, dass diese Menschen ihr Leben völlig verkehrt ausrichten. Sie verbauen sich damit jede persönliche Entwicklung. Sie bleiben stehen und blockieren sich selbst. Sie verschleudern ihr Potential, indem sie in der Passivität und in ihrem negativen Vehalten (Krankheit) verharren, statt etwas wirklich «Grosses» und Einmaliges aus ihrem Leben, aus ihrer Persönlichkeit zu machen – durch aktives, positives und konstruktives Tun. Wollen wir wirklich etwas «Höheres» erreichen, so können wir über unseren Schatten hinauswachsen.

Im Zentrum der «Selbstbehandlung» stehen die **Ernährung** und die **Bewegungstherapie,** beides wichtige Gesundheitsfaktoren. Jeder Gesunde kann damit sofort beginnen, aber auch die meisten Kranken, um damit den Heilungsprozess günstig zu beeinflussen. Wenn wir uns wirklich von den Fesseln der Krankheit befreien wollen, ist dieser Einsatz für unsere Gesundheit nicht zu schwer oder gar ein «muss». Er entspricht einem Bedürfnis und einer Möglichkeit, frei zu sein, frei das zu tun, was uns gut tut, losgelöst von Erziehungs-, Gewohnheits- und Gesellschaftsmustern.

Heilung durch Ernährung

Die **Ernährungstherapie** (Ernährung als Fundament unserer Gesundheit schlechthin) ist praktisch immer mit einer Ernährungsumstellung verbunden. Das Hauptgewicht bei einer «Rheuma»-Diät liegt gewiss einmal in der Unterlassung einer Fehl- und Mangelernährung, die u.a. zu «Rheuma» führen kann. Umgekehrt ist **alles wertvoll, was die Lebenstätigkeit** anregt. So können Stoffwechselstörungen vermieden werden. Die beste Voraussetzung bietet eine **vegetarische (biologische) basenüberschüssige Vollwertkost,** welche der rheumatischen Schweretendenz entgegenwirkt (mehr im ausführlichen Ernährungsteil für Gesunde und Kranke S. 168 f.).

Auch dem Thema Trinken sollte gerade bei «Rheuma», wo die Tendenz zur Schlackenbildung besteht, Beachtung geschenkt werden. Durch Zufuhr von 2-3 Litern Wasser erlangen alle unsere Ausscheidungsorgane volle Leistungskraft und vermindern dadurch die Ansammlung von Giftstoffen aller Art oder können bestehende Lager abbauen (siehe auch S. 185 f.).

Es empfiehlt sich auf alle Fälle, anfänglich ein **Entschlakkungs-(Reinigungs)Fasten** durchzuführen (oft auch günstig bei der Umstellung auf vollwertige Ernährung).

Fasten mit Säften oder Molke (siehe S. 211/212) unterstützt zusammen mit den Frischpflanzensäften aus Löwenzahn und Brennesseln den Reinigungsprozess. Dabei geht es natürlich vor allem um die Auflösung und Ausscheidung der krankmachenden Ablagerungen. Im übertragenen Sinn kann Fasten auch ein Bewusstwerden des Verdrängten oder ein Aufarbeiten des ins Unbewusste «Abgelagerten» bedeuten. Eine schwedische Studie von Skoldstam et al. Jahre 1979 hat untersucht, welche Auswirkungen die Kalorienreduktion beim Fasten auf die rheumatoide Arthritis hat: **Die Gelenkschmerzen nahmen ab, die Gelenke wurden beweglicher, die Patienten brauchten weniger Arzneimittel** (J. Homsy, 1986). Im Anschluss an das Fasten empfiehlt sich folgende Diät: **vegetabile Rohkost,** die bei Besserung des Zustandes von einer vegetarischen Vollwertkost (ohne Fische und Eier) abgelöst werden kann (siehe S. 178 f.).

Spezifische Diäten: Von verschiedener Seite wurde bei Rheumatismus die Säure von Zitrusfrüchten (**Zitrone, Orange**) propagiert. Besonders bei «Rheuma» oder Gicht sollen die Säfte beider Früchte eine ausserordentlich wohltuende Wirkung haben. Die organischen Säuren der ganzen Früchte (auch aus Erdbeeren und Himbeeren) reinigen das Blut von Harnsäure und verwandten Giften und agieren als natürliches Beruhigungsmittel und Stimulans (Wandmaker: «Willst Du gesund sein», S. 22). Für die Makrobiotik stimmt die therapeutische Verwendung von Zitrusfrüchten nur im Falle einer Azidose (Übersäuerung), die durch einen übermässigen Verzehr tierischer Nahrung entstanden ist.

Dr. med. D. C. Jarvis spricht in seinem Buch «Rheuma ist kein Schicksal» von einem geradezu **instinktiven Verlangen nach Saurem** bei «Rheuma»-Patienten. Er empfiehlt im besonderen den aus der Volksmedizin Neu-Englands bekannten **Apfelessig, gesüsst mit etwas Honig.**

Folgende **Milchsäuregärprodukte** können empfohlen werden: **«Brottrunk»** (im Reformhaus und in der Drogerie erhältlich), **Sauerkraut** und anderes milchsaures Gemüse. Auch Molke eignet sich. Die in den Produkten enthaltene Milchsäure aktiviert die Ausscheidung von Giften. Besonders zu erwähnen ist auch die normalisierende Wirkung auf die Darmflora, mit der es bei vielen Rheumatikern nicht gerade zum besten bestellt ist. In einer Untersuchung konnte nach dem Genuss von milchsäurehaltigen Getränken eine schnellere Aufnahme von Calcium festgestellt werden, was vor allem bei Osteoporose von Nutzen ist (F. Matzkies et al., 1987). Auch äussere Anwendungen, so tägliche Abreibungen und Zusatz von Brottrunk zu Bädern lindern oder bringen Rheumaschmerzen ganz zum verschwinden (weitere Vorzüge der Milchsäure siehe S. 191 f.).

Auch die **Kartoffel** hat sich als Antirheumakost bewährt. Sie ist basenüberschüssig und fördert dadurch die Harnausscheidung und die Entschlackung. 1-2mal wöchentlich einen

Kartoffeltag einschalten (zirka 1 kg Kartoffeln ohne Salz und in wenig Wasser weichkochen).

Eine **Reisdiät** hat ebenfalls eine gute Wirkung. Zirka 300 g gekochten Reis über den Tag verteilt essen, mindestens 1mal wöchentlich (z. B. anstelle eines Saftfastens).

Unter den Gemüsen kommt vorab den **Kohlgewächsen** eine Sonderstellung zu. Sie können den rheumatischen Verhärtungen entgegenwirken. Ihr **Schwefelgehalt** (Feuerelement!) aktiviert den gesamten, bei «Rheuma» etwas trägen Stoffwechsel. Senf, Kresse und Meerrettich (alle auch schwefelhaltig) sind als Gewürze sehr wertvoll. **Meerrettich** enthält ein natürliches Antibiotikum (wie auch **Brunnenkresse**) und kann Gicht und «Rheuma» günstig beeinflussen.

Auch die Wurzelgemüse (**Karotten, Sellerie** und **Petersilienwurzel**) sollen speziell als «Rheuma»-Diät geeignet sein.

In unserer westlichen Zivilisation weniger bekannt, aber dennoch äusserst nährstoffreich und hilfreich bei vielen Zivilisationskrankheiten, sind Meeresgemüse (**Algen**). Durch ihren reichen Gehalt an Mineralstoffen (Calcium, Phosphor, Magnesium, Eisen, Jod und Natrium) reinigen sie unseren Körper. Sie neutralisieren die sauren Auswirkungen unserer modernen Ernährung und helfen uns, eine alkalische Blutqualität aufzubauen. Algen sind in makrobiotischen Läden und Reformhäusern erhältlich.

Wie ein klinischer Versuch mit **«Chi»** (ehemals **«Ojas»**), ein Getränk, das mit sogenannten lebenden Makromolekülen (LM) angereichert ist – zusätzlich zur vegetarischen Vollwertkost, an Patienten mit schwerer Polyarthritis gezeigt hat, waren nach 6 Wochen alle 40 Probanden symptomfrei (100 % Erfolg). Im Gegensatz dazu waren es nur 16 (40%) bei der Kontrollgruppe ohne Ojas, jedoch auch mit vegetarischer Vollwertkost. Die Wirkung von «Chi»/«Ojas» beruht in erster Linie darauf, dass es die Regenerationsvorgänge des Stoffwechsels beschleunigt und die vermehrte Ausscheidung von Stoffwechselendprodukten fördert. Die Harnsäureausscheidung bei den Polyarthritispatienten, die täglich «Ojas» erhielten, war 30 % höher als bei der Gruppe ohne «Ojas» (Christian Opitz, «Die Gesundheits-Revolution», Lebende Makromoleküle – der Schlüssel zur vollkommenen Gesundheit; Verlag Bewusstes Dasein, Zürich).

Kousmine-Diät: Die von der Schweizer Ärztin Dr. med. Catherine Kousmine (geb. 1904) entwickelte Schondiät ist sowohl bei **chronischer Polyarthritis, multipler Sklerose** und **Krebs** wie auch zur Krebsprophylaxe angezeigt und offenbar mit Erfolg angewandt worden. Diese drei Krankheitstypen sind nach Dr. Kousmine eng miteinander verwandt. Ihnen liegt eine chronische Darmstörung (geschädigte Darmflora), bedingt durch eine chronische Mangelernährung, zugrunde. Deshalb sprechen auch alle Patienten auf die gleiche Basisbehandlung an. Sowohl Krebs wie auch Gelenkrheumatismus seien zwei Verteidigungsmechanismen unseres Körpers bei Störung der Symbiose zwischen Organismus und Darmbakterien. Der Diätplan (**Ernährungsumstellung, Mineralstoff- und Vitamintherapie, Sicherstellung essentieller Fettsäuren**) wird durch folgende Massnahmen unterstützt: während 2 Wochen täglich Einläufe mit Kamillentee machen, danach jeweils 4 Esslöffel kaltgepresstes Sonnenblumenöl einträufeln. 3 Tage mit Obstsäften fasten und abschliessend die Kousmine-Diät befolgen, u.a. mit dem täglichem «Budwig»-Müesli, angereichert mit **2 Esslöffeln Leinöl** (Dr. C. Kousmine, «Gesundheit auf dem Teller»).

P-Aminobenzoesäure, ein B-Vitamin, u. a. vorkommend in Hefe und Weizenkeimen, ist nach Erfahrung von Frau B. Mäder («Richtige Ernährung, glücklicher Körper», Allsan Verlag, S.66) äusserst wirksam bei rheumatischen Erkrankungen und scheint die Wirkung des Cortisons zu steigern, sodass oft kleinere Cortisonmengen genügen.

Vitamin E, das in natürlicher Form im Weizenkeim(öl) und Sojaöl vorkommt, hat sich als wirksames Mittel bei rheumatischen Schmerzen und Beeinträchtigung der Bewegungsfunktion erwiesen. Dies haben Doppelblindversuche mit erhöhten Vitamin E-Gaben an mehreren Kliniken in Deutschland gezeigt. Offenbar bildet das in die Zellmembranen eingelagerte Vitamin E einen **natürlichen Schutz gegen aggressive Sauerstoffprodukte (Radikale)**, welche für die rheumatischen Schmerzen verantwortlich gemacht werden. Die Wichtigkeit von Vitamin E zur «Rheuma»-Prophylaxe und zur allgemeinen Gesundheit haben auch Fütterungsversuche mit Vitamin E-armem Futter bei Rhesusaffen gezeigt, die degenerative Veränderungen der Skelettmuskulatur erlitten haben (Deutsches Ärzteblatt vom 22.11.1969, S. 3324).

Viele «Arthritiker» haben auch nach der Einnahme von **Selentabletten** (wie Vitamin E ein Antioxidans, welches die freien Radikale neutralisieren hilft) eine **Schmerzlinderung** erfahren. In natürlicher Form kommt Selen v. a. in Hefe, aber auch in Weizenkeimen, Zwiebeln, Tomaten und Broccoli vor, vorausgesetzt, dass der Boden genügend selenhaltig war.

Als noch wirksamer als Einzelgaben von Vitamin E und Selen hat sich ihre Kombination mit zusätzlichen Vitaminen erwiesen. Das Präparat kann vom Apotheker zusammengestellt werden: **Selen (100 Mikrogramm), Vitamin A (1500 I. E.), Vitamin C (90 mg), Vitamin E (45 I. E.)**. Die Einnahme erfolgt am Morgen nüchtern und vor dem Zubettgehen. Wie Untersuchungen gezeigt haben, wirken diese potenten **Antioxidantien** nicht bloss als Schmerz-«Killer», sondern tatsächlich heilend, da fürs erste die Krankheit gestoppt werden kann. Vitamin E (eventuell auch die Vitamine A und C) scheint ein wichtiger Aktivator von Selen zu sein. Beide zusammen spielen für die Wirksamkeit der Glutathion-Peroxidase (ein Enzym, welches das Gewebe vor oxidativer Zerstörung durch Sauerstoffradikale schützt) eine wichtige Rolle. Und gerade diese Radikale scheinen einerseits verschiedene für den Körper wichtige Enzyme lahmzulegen und sogar Zellmembranen in verschiedenen Teilen des Körpers zu schädigen. Die freien Radikale greifen offenbar auch die Synovialflüssigkeit (Gelenkschmierung) an, was zu einer Gelenkentzündung führen kann. Im weiteren wurde festgestellt, dass Selen- und Vitamin E-Gaben zu einer vermehrten Bildung von Antikörpern führen, die dem Körper helfen, bakteriellen und viralen Infekten besser zu widerstehen. 1982 wurde unter der Aegide der «British Arthritic Association» eine 3 Monate dauernde Studie mit 100 assoziierten Mitgliedern durchgeführt, um zu sehen, ob tägliche Gaben der vorgängig erwähnten Vitamine und von Selen die arthritischen Schmerzen lindern können. 64 % erreichten nach dieser Behandlung eine wesentliche Besserung. Seitdem ist das Präparat auf der offiziellen «Heil»-Liste der englischen Arthritis-Vereinigung.

Es gibt viele äussere und innere **Auslösfaktoren, die zur Bildung freier Radikale führen können.** Wir sind ihnen dauernd ausgesetzt, ein Ausweichen ist nur beschränkt möglich: Umweltverschmutzung, Schwermetalle, Pestizide, elektromagnetische Felder, Radioaktivität, Nikotin, viele Genussmittel (Kaffee, Alkohol), «Junkfood» (entwertete Zivilisationskost), viele Medikamente, Stress, Infektionen usw. Auf der anderen Seite sind aber nur wenige «Radikal-neutralisierende Elemente» – wie die erwähnten Vitamine und Selen – in unserer täglichen Nahrung vorhanden. Aus diesem Grunde scheint heute eine zusätzliche Einnahme dieser Stoffe sinnvoll zu sein, vor allem dann, wenn jemand chronisch krank ist. Übrigens wirkt Selen als Quecksilber-Antagonist genauso wie das Vitamin C, das die Ausscheidung von Schwermetallen verbessert (z. B. günstig bei einer «Quecksilbervergiftung» durch Amalgam-Füllungen). Amalgam ist ein potentielles Störfeldrisiko, was sich auch negativ auf das Grundregulationssystem und damit auf die «Rheuma»entstehung auswirken kann.

Die Behandlung von Krankheiten durch das Versorgen der Organe mit der optimalen molekularen Umgebung, insbesondere durch solche Stoffe, die normal im menschlichen

Körper enthalten sind, ist die Domäne der sogenannten **Orthomolekularen Medizin: «die richtigen Moleküle in der richtigen Konzentration am richtigen Ort»**. Die orthomolekulare Medizin wird neben «Rheuma» auch bei Diabetes, Parkinson, Herz-Kreislauferkrankungen, Krebs (die Liste ist nicht vollständig) mit Erfolg eingesetzt. Prophylaktische Gaben von täglich **3 mg Bor** scheinen zur Vermeidung von **Arthritis und Ostheoporose** günstig zu wirken. Für die Therapie werden 8-10 mg Bor täglich eingesetzt (Rex E. Newnham, 1991).

Unsere moderne Landwirtschaft, die auf ertragssteigernde Anbaumethoden ausgerichtet ist, hat in den letzten 50 Jahren zum Einsatz von immer grösseren Mengen von chemischem Dünger geführt. Dies (neben der Bodenverdichtung durch schwere landwirtschaftliche Maschinen und brachliegende Felder) hat zu einer Verarmung (Auswaschung) des Bodens an wichtigen Spurenelementen geführt. Es fehlen nun neben Zink und Mangan vor allem auch Bor. In solcher Erde gewachsene Pflanzen weisen darum auch einen reduzierten Bor-Gehalt auf. Epidemiologische Studien in Israel haben u.a. gezeigt, dass hohe Bor-Konzentrationen im Boden mit einer niederigen Anzahl von Arthritis-Erkrankungen in einem Zusammenhang stehen. In den USA sind die Bor-Werte des Bodens in den letzten 50 Jahren beträchtlich gesunken, demgegenüber nimmt «Arthritis», vor allem die juvenile Arthritis, ständig zu. Unsere modernen Nahrungs- «Veredelungs»verfahren haben zu einem zusätzlichen Verlust von Bor und anderen Mineralien geführt. Eine südafrikanische Studie hat gezeigt, dass Menschen, die vorwiegend Mais essen, eher unter Arthritis leiden, wenn die Frucht mit Kunstdünger gezogen und zusätzlich nahrungstechnologisch verfeinert wurde (siehe weitere Ausführungen zur Qualität der Nahrung S. 219 ff.).

Auch die Eikosapentaensäure (EPA), eine hochungesättigte Fettsäure aus Meerfischen, hat bei **rheumatoider Arthritis,** bei der das Immunsystem fälschlicherweise das eigene

Gewebe angreift, eine **entzündungshemmende Wirkung.** In Doppelblindversuchen konnte bei EPA-angereicherten Diäten eine wesentliche Besserung der morgendlichen Steife, der «weichen» Gelenke sowie der allgemeinen Greifkraft nachgewiesen werden (Clinical experimental Immunology, 65, 473-488 [1986]).

Auch **Borretsch- und Nachtkerzenöl,** reich an Gamma-Linolensäure, einer essentiellen hochungesättigten Fettsäure, soll bei «Rheuma» und bei Altersbeschwerden allgemein gute Resultate gezeigt haben.

Nur am Rande mit Ernährung hat eine Methode zu tun, die an Beliebtheit gewinnt: die sogenannte **Öltherapie aus der russischen Volksheilkunde.** Dieses Verfahren regt den Stoffwechsel und damit die Entgiftung des Körpers stark an. Sie wird nicht nur bei «Rheuma», sondern bei chronischen Krankheiten im allgemeinen, aber auch bei Bronchitis, Ekzemen, Herz- und Nierenbeschwerden, Thrombosen, Magengeschwüren, Darmkrankheiten, Parodontosen, Menstruationsbeschwerden usw. offenbar mit Erfolg angewendet. Die Oeltherapie soll auch prophylaktisch wirken, indem sie die Entstehung degenerativer Krankheiten verhindert. Man nimmt morgens nüchtern 1-2 Teelöffel reinstes, kaltgepresstes Pflanzenöl (vorzugsweise Sonnenblumen-, Distel- Sesam- oder Olivenöl), das man 10-15 Minuten im Munde hin und her bewegt. Das ausgespuckte Öl sollte sich weiss verfärbt haben. Um den Heilungsprozess zu beschleunigen, kann man die Öltherapie auch 3mal täglich durchführen, jedoch immer vor den Mahlzeiten. Die Öltherapie kann so lange gemacht werden, bis man sich rundum gesund und fit fühlt.

Diätetische Empfehlungen zur Gicht-Prophylaxe und bei Gicht

Bei Gichterkrankung sind die nachfolgenden Diätvorschriften noch strikter einzuhalten:

Nahrungsmittel mit hohem Puringehalt strikte meiden: Fleischextrakt (Bouillon), Innereien (Leber, Nieren, Milz), Wild, Geflügel, praktisch alle Fische, die kleiner als Forellen sind (Sardinen, Sardellen, Heringe) sowie Räucherlachs. Mehr als ein Ei pro Woche ist nicht zu empfehlen. Um auf Nummer sicher zu gehen, ist es besser, Fleisch, Fisch und Eier ganz zu meiden. Hülsenfrüchte (getrocknet) sind generell zu meiden, so auch frische Bohnen und Erbsen. Spargeln, Spinat und Pilze sind nicht zu empfehlen. Nüsse sind nur mit Vorsicht zu geniessen. Die «verbotenen» **Nahrungsmittel** können durch solche **mit einem unbedeutenden Puringehalt** ersetzt werden: Milch, Milchprodukte, (Sauermilchprodukte mit rechtsdrehender L(+)Milchsäure, Erklärungen dazu S. 191 ff.), Gemüse, Salate, Obst, Getreideprodukte und Kartoffeln.

Keine Überernährung: Sich auf **knappe (kalorienarme), vegetabile Eiweiss- und Fettnahrung** beschränken. Bei Übergewicht Normalgewicht anstreben.

Isolierten Zucker und daraus hergestellte Produkte (denaturierte Nahrungsmittel) meiden: Es hat sich nämlich gezeigt, dass schon geringe Zuckermengen die Harnsäurekonzentration im Blut erhöhen, wahrscheinlich über eine Anregung der Purin-Biosynthese.

Alkohol ist in hohem Masse schädigend, denn unter der Alkoholwirkung wird einerseits vermehrt Harnsäure in der Leber gebildet und andererseits ihre Ausscheidung über die Nieren gehemmt.

Auch im **Kaffee und Schwarztee** sind Purinstoffe enthalten. Gemäss Dr. med. R. G. Jackson («Nie mehr krank sein») sollen in diesen Getränken sogar 20-170mal mehr Purinstoffe enthalten sein als vergleichsweise im Fleisch. Gichtkranke verzichten auf diese Genussmittel.

Als Basisernährung ist eine fettarme, vegetarische und basenüberschüssige Vollwertkost (siehe S. 168 ff.), im Wechsel mit **Rohkost,** besonders zu empfehlen. Die «Anti-Gicht-Kost» soll vor allem die **Ausscheidung der Harnsäure anregen.** Empfehlenswert sind:

Milchsaure Gärprodukte (z. B. Sauerkraut) regen den Stoffwechsel an, was der Harnsäurebildung im Organismus entgegenwirkt.

Mehr Rohkost und Gedünstetes anstelle von Gekochtem (schonend gekochtes Gemüse: im eigenen Saft gedünstet oder über Dampf gegart). Bei reiner Rohkost kann es zu einer zu starken Mobilisierung der im Gewebe abgelagerten Harnsäure kommen, was im schlimmsten Fall einen Gichtanfall auslösen kann. Um dies zu vermeiden empfiehlt Dr. med. M. O. Bruker eine medikamentöse Unterstützung, die zu vermehrter Harnsäureausscheidung führt («Rheuma – Ursache und Heilbehandlung»).

Genügend Flüssigkeit trinken, damit der Urin nicht zu konzentriert und die Bildung von Nierensteinen nicht begünstigt wird: zirka **2 1/2-3 Liter/Tag** in Form von Wasser, ungezuckertem Kräutertee, Frucht-/Gemüsesäften, Molke. Speziell ausscheidungsfördernde Tees sind aus Brennessel-, Löwenzahn- oder Birkenblättern. Weitere hilfreiche Pflanzen sind auf S. 109 ff. aufgeführt.

Saftfastentage bzw. Reisfastentage (S. 211) einschalten.

Eventuell 1-3 Wochen Molkefasten (S. 212).

Basische Mineralstoffergänzung (S. 228).

Heilung durch körperliches Training

Ein richtiges und ausgiebiges Bewegungsprogramm, immer auch in Verbindung mit dem richtigen Atmen (S. 99 f.), ist für die Genesung bei Krankheiten des rheumatischen Formenkreises zwingend. Es empfiehlt sich, mit einem Therapeuten ein massgeschneidertes, der «Rheuma»-Erkrankung angepasstes, Turnprogramm zusammenzustellen, das man jeden Morgen gewissenhaft durchführt.

Es ist wichtig, dass möglichst alle Muskelpartien und Gelenke, Bänder, Sehnen usw. wenigstens 1mal täglich bewegt werden und wir mindestens 1mal täglich ausser Atem kommen, damit auch der Kreislauf richtig in Schwung kommt. (Bei «Herz»-Patienten Einverständnis des Arztes vorausgesetzt). ∎

Das morgendliche Gymnastik-Programm soll zur täglichen Gewohnheit werden wie die anschliessende kalte Dusche. Mögen beide einen festen Platz in unserem Leben bekommen und nicht mehr wegzudenken sein, auch wenn wir wieder ganz gesund sind. **Achtung**: Nicht mit kalten und meist noch steifen Gliedern Gymnastik machen. Man sollte sich mit einfachen Lockerungsübungen langsam aufwärmen und erst dann sein «Programm» absolvieren. Aber auch hier sind Freude und Lust eine Voraussetzung, da wir sonst neue rheumatische Verhärtungen schaffen: also leichte, spielerische Übungen, die die Gelenke nicht übermässig belasten. Empfehlenswert sind z. B. die «Fünf Tibeter», relativ einfache, aber hochwirksame Energie-Körperübungen, welche uns zu Wohlbefinden, zu mehr Kraft und Jugendlichkeit auf allen Ebenen verhelfen können. Der Erfolg wird sich schon in relativ kurzer Zeit einstellen, wenn wir die Übungen täglich durchführen («Die fünf Tibeter», Peter Kelder, Integral Verlag, 1989).

Auch die folgenden Tätigkeiten aktivieren den Körper und stimulieren die Selbstheilungskräfte: Schwimmen (vor allem Rückenschwimmen). Vorzuziehen ist warmes Wasser, da es entkrampfend wirkt und dadurch jede Bewegung leichter auszuführen ist. **Wandern, Spazieren, Velofahren, Skilaufen** usw.: Man wähle, was einem Lust bereitet und die Gelenke nicht übermässig belastet (wie z. B. Bergablaufen).

Grundtherapie

Lauftraining: Das gesamte Herz-Kreislauf-System wird aktiviert und der Sauerstoffumsatz bis zu 8mal erhöht. Da die Zellatmung bei uns «Zivilisierten» im allgemeinen und bei «Rheuma»kranken im besonderen ungenügend ist, wirkt diese geballte Sauerstoffzufuhr auf den gesamten Organismus positiv: **Energiegewinn,** eine **bessere Entgiftung,** eine langsame **Entsäuerung** (beides besonders wichtig bei Krankheiten des rheumatischen Formenkreises). Das Lauftraining steigert die Vitalität bis ins hohe Alter und ist als **allgemeine Gesundheitsprophylaxe** bestens geeignet. Schon **30 Minuten Dauerlauf täglich** dürfte der Zielsetzung entsprechen. Gute Voraussetzungen dazu sind eine gesunde Atmosphäre (z. B. im Wald oder auf verkehrsfreien, ruhigen Naturwegen). Wenn wir dabei schwitzen können, ist das zusätzlich positiv, da die Stoffwechselschlacken über die Haut ausgeschieden werden (vor allem bei Gicht wichtig). Auch schlechtes Wetter sollte uns vom Training nicht abhalten. Richtige Kleidung tragen. **Achtung:** Auch hier nicht ungeübt oder in schlechter Verfassung hohe Leistungen anstreben! Über Monate die Leistung und auch die Zeitdauer steigern.

«Nicht die Jahre, sondern die Lebensführung bestimmen das Alter!» (Prof. W. Kollath) ■

Ein Körpertraining kann schon nach relativ kurzer Zeit eine spürbare körperliche Auswirkung haben und das chronische Leiden lindern. Bezüglich den «altersbedingten» Beschwerden kann eine Verlangsamung der Entwicklung oder sogar eine Besserung beobachtet werden: bei reduzierter Blutzirkulation in Armen und Beinen, Verlust von Muskelfasern, Osteoporose, verminderter Nervenreizleitung, Gedächtnisschwund. Ein sich lohnender Einsatz, wenn sich die Beschwerden dadurch lindern lassen!

Zilgrei, schmerzfrei durch eine kombinierte Haltungs- und Atemtherapie: Sie geht auf Zillo A. Greisig zurück. Eine falsche Haltung ist für die Mehrzahl unserer Rückenleiden verantwortlich. Diese relativ einfache und natürliche Selbstbehandlungsmethode, die praktisch von allen Menschen, gleich welchen Alters, angewendet werden kann, löst Verkrampfungen und Blockaden und korrigiert Haltungsfehler. Sie beseitigt oder lindert Beschwerden, die aus den Krankheiten des rheumatischen Formenkreises wie auch aus Stress hervorgehen. Zudem ist sie auch hilfreich bei Kopfschmerzen und Migräne («Neue Hoffnung – Zilgrei», Mosaik Verlag).

Atem ist Leben! Wie oft halten wir aber im Laufe des Tages den Atem an, wenn wir uns auf etwas konzentrieren, wenn uns etwas Ungutes widerfährt, wenn wir Angst haben, anstatt gerade in solchen Fällen tiefer zu atmen.

Alexander-Technik. Sie ist eine Therapieform zur Behandlung haltungsbedingter Rückenbeschwerden und zu deren Vorbeugung. Sie geht auf den australischen Schauspieler F. A. Alexander (1869-1955) zurück. Oft werden Rückenbeschwerden durch gewohnheitsmässig falsche Belastungen (auch innere) verursacht. Diese gilt es herauszufinden und mit Hilfe eines erfahrenen Therapeuten zu korrigieren. Es kann beobachtet werden, dass die Alexandertherapie (wie auch Chiropraktik und Osteopathie) ebenfalls positive Auswirkungen auf Körperbeschwerden hat, die nicht direkt mit der Wirbelsäule in Verbindung stehen.

Anspannung und Entspannung in harmonischem Wechsel. Sie sind eine gute Voraussetzung für ein gesundes vegetatives Nervensystem und für die Stress-Prophylaxe.

Antistress-Programm. Da Stress in einem direkten Zusammenhang mit Krankheiten des rheumatischen Formenkreises steht (siehe S. 66 f.), wirkt sich natürlich alles, was Stress verhindert, auch bei Rheuma günstig, wenn nicht sogar heilsam aus. Im Vordergrund stehen hier alle Arten von **Entspannungsübungen,** sei dies autogenes Training, Yoga, Meditation,

Grundtherapie

Atemtechnik, Farbtherapie oder auch andere. Ihre Wirkung können wir uns vielleicht am besten so vorstellen: Jede (rheumatische) Verhärtung kommt einer (stressartigen) Verkrampfung gleich, besonders, wenn sie noch wie bei den entzündlichen Formen mit Schmerzen verbunden ist. Auch geistige Verhärtungen sind hier miteingeschlossen. Die Verkrampfung verunmöglicht die Entspannung. Die Energien fliessen nicht mehr ausreichend, und das Gewebe kann nicht mehr mit genügend Sauerstoff versorgt werden. Jede Technik, die einer solchen Verkrampfung entgegenwirkt, vor allem, wenn sie den Sauerstoffhaushalt verbessert, ist auch bei «Rheuma» heilsam.

Sollten wir gar nicht wissen, was Entspannung ist, weil wir so verkrampft sind, so gehen wir vorerst ins andere (bekannte) Extrem und spannen uns ganz an, jeden Muskel, bis wir so steif und fest wie ein Brett sind. Dann lassen wir auf einen Schlag los. Versuchen wir auch bei dieser Überanspannung so normal wie nur möglich zu atmen. Wiederholen wir diese Übung ein paar Mal. Wir werden dann wissen, was Entspannung und Loslassen bedeutet und – schätzen lernen.

Tanz ist eine mehr spielerische Form der Bewegungstherapie, die das lust- beziehungsweise freudvolle Empfinden unterstützt und deshalb auch auf der seelischen Ebene eine positive und heilbringende Wirkung zeigt, zusätzlich zur kreislaufstimulierenden Wirkung.

Auch die **Sexualität** im Sinne einer energieausgleichenden Wirkung (Harmonisierung eines körperlich-seelischen Ungleichgewichts) ist oft sehr hilfreich, besonders bei Stauungen oder Energieleeren im Sakralzentrum (siehe auch unter Chakren, S. 77 ff.).

Nur wenn wir aktiv sind, uns trainieren, verbessern wir unseren Gesundheitszustand. ■

Das Ziel ist die Harmonisierung! Da im «Normalfall» Rheumatiker zur Passivität neigen, sind sie aufgefordert, ihre körperliche Aktivität zu fördern. Es gibt aber auch die körperlich Überaktiven. Sie sollten ihren Schwerpunkt mehr in Richtung geistige Tiefe verlagern.

Sollte uns der Aufwand zu gross sein und möchten wir lieber der Trägheit (körperliche oder geistige) nachgeben, so sollten wir uns ernsthaft fragen, ob wir wirklich gesund werden wollen. Wenn ja, so erfordert dies auch unseren Einsatz. **Aus nichts wird nichts!** Nicht eine Überforderung ist das Ziel, sondern eine massvolle Betätigung, die in den meisten Fällen grösser ist als vor der Krankheit. **Warten und Nichtstun ist in jedem Fall kontraproduktiv!** Wir sind bereit, Woche für Woche Stunden in das Fernsehen, in das Autofahren und in üppiges Essen zu investieren, weshalb nicht auch in jene Tätigkeiten, die der Stärkung unseres Körpers dienen?

Heilung durch richtige geistige Einstellung

Auch die beste Ernährung und die beste Bewegungstherapie, mögen wir sie auch noch so gewissenhaft durchführen, ist letztlich nur so gut wie die Qualität unserer geistigen Einstellung. Wir können wohl unserem Körper mit gesunder Nahrung und guter Luft etwas zuliebe tun oder ihm Linderung verschaffen, wenn wir aber vergessen haben, dass er der Tempel unserer Seele ist und deshalb rein gehalten werden möchte, so können wir dies nicht nur auf der materiellen Ebene erreichen. Ernährung und Bewegung bringen langfristig gesehen nur dann eine Heilung, wenn sie auch seelisch-geistig unterstützt werden und wir unseren Heilungsprozess nicht z. B. durch negative Gedanken blockieren.

Unsere gedankliche und gefühlsmässige Einstellung ist also ausschlaggebend für unsere Heilung, für eine Ganzwerdung von Körper, Geist und Seele.

Oft liegen die «wahren» Gründe für unser Kranksein im seelisch-geistigen Bereich, und die Krankheit ist bloss das Resultat unserer «falschen» Ein-Stellung. Wir sind meist nicht in Disharmonie, weil wir «bloss» körperlich «gesündigt» haben.

Der wichtigste Faktor, der der geistigen Verhärtungstendenz, der wahren Ursache der meisten rheumatischen Erkrankungen entgegenwirkt, ist die **Liebe**. Voraussetzung dafür ist, dass wir uns erst einmal selbst akzeptieren. Darüber hinaus beinhaltet die Liebe zum mindesten ein **Verstehen,** ein **Sich-Einfühlen-Können** in das «Du», in den andern, ein Üben der **Toleranz**. Liebe **macht uns weich, offen und flexibel** – genau die Qualitäten, welche bei einer (geistigen) Verhärtung fehlen. Liebe kann auch als Ausdruck eines «höheren» Wissens gesehen werden, wie es in einem chinesischen Sprichwort wiedergegeben wird: **«Nur der Unwissende wird böse, der Weise versteht»**. Geizen wir nicht mit Liebe.

«Liebe ist das einzige, das wächst, indem wir es verschwenden» (Ricarda Huch). ∎

Lachen ist ein wichtiger Gesundheitsfaktor. Vor allem bei depressiven Zuständen, wie sie nicht selten bei chronischen «Rheuma»formen auftreten, kann Humor heilsam sein. **Lachen lockert und entspannt; es stärkt das Immunsystem und ist daher auch als «Rheuma»-Prophylaxe geeignet. Lachen ist in jeder Hinsicht eine gute Medizin!**

Affirmation (Bejahung) ist eine **positive Programmierung unseres Unterbewusstseins**. Gerade bei chronischen und schwerwiegenden «Rheuma»-Formen ist sie notwendig, genauso aber auch für alle Menschen, die sich im Schatten fühlen statt im Lichte. Wir besitzen ja so viele negative Programme (Engramme). Sie sind das Resultat unserer Veranlagung, stammen zum grossen Teil auch aus unserer Kindheit, und einige haben wir im weiteren Leben selbst dazugetan. Es sind negative Denk- und Verhaltensmuster, die uns blockieren oder uns mindestens daran hindern, unsere Qualitäten, unsere Stärken voll zu leben, uns zu entfalten. Leben wir doch endlich das, wozu wir fähig sind, das Grosse, das Einmalige und Besondere. Das geht nur, wenn wir an uns glauben und unsere negativen Programme im Unterbewusstsein durch positive ersetzen. Dazu ist das Buch der amerikanischen Lebensberaterin Louise Hay geeignet (siehe Literaturverzeichnis). Wir können durch Affirmation(en) eine strahlende Gesundheit entwickeln, diese auch behalten und ein aktives und selbstbestimmendes Leben führen.

Visualisationsübung: Da Wärme im allgemeinen entkrampfend wirkt und der Sonne im besonderen Heilkraft zugeschrieben wird, stellen wir uns z. B. vor, wie wir symbolisch mit der Sonne verschmelzen. Wir versuchen zu fühlen, wie jedes Gelenk, jedes Organ, jede Zelle und jede Faser unseres Körpers in diesem Lichte «erstrahlt» und dadurch entkrampft, «rein» und schliesslich geheilt wird. Bei akuten entzündlichen Prozessen anderes Symbol als die Sonne wählen. Gehen wir mit unserem Bewusstsein (und damit mit unserer Energie) immer wieder an den Ort unseres körperlichen Problems. Versuchen wir, **blockierte Energien oder Schlackenablagerungen** auf diese Weise **wieder in einen harmonischen Fluss** beziehungsweise zur Ausscheidung **zu bringen**. Je «plastischer» wir uns die Auflösung der Blockade oder krankhafter Ablagerungen und das Wieder-Fliessen unserer Energien vorstellen können, desto schneller wird auch eine positive Wirkung eintreten. Auch **Verhärtungen** können wir durch entsprechende Visualisationen **aufweichen. Wir stellen uns einfach vor, wie wir sein möchten!**

Die Stabilitätsübung dient der Entwicklung einer gesünderen, aufrechten Haltung, der inneren Aufrichtung, gibt mehr inneren Halt und Stabilität, auch prophylaktisch. Wir sitzen «bequem» am Boden im Lotossitz (für Meditierende

Grundtherapie

wohl kein Problem) oder im Schneidersitz, den Rücken aufrecht, im rechten Winkel zur Unterlage, die Handinnenflächen auf die Oberschenkel gelegt und die Augen geschlossen. Bei körperlichen Problemen ist die Übung auch auf einem Stuhl durchführbar, der Rücken darf jedoch nicht angelehnt werden. Wir konzentrieren uns zuerst auf die Atmung, beobachten, wie der Atem ein- und ausströmt, wie sich die Bauchdecke hebt und senkt, unserem Atem-Rhythmus folgend. Wir versuchen dabei, bewusst und tief in den Bauchraum zu atmen (während zirka 5 Minuten). Sollten uns dabei Gedanken stören, so lassen wir diese einfach vorbeiziehen, ohne sie festhalten zu wollen. Wir gehen dann mit unserem Bewusstsein an den untersten Punkt der Wirbelsäule, zur Basis (Übergang Steissbein-Kreuzbein, auch Wurzel des Basiszentrums). Wir sammeln unsere Energie in diesem Punkt gemäss dem Grundsatz: Energie folgt dem Bewusstsein. Wir bleiben dort während zirka 5-10 Minuten. Sollten wir Mühe haben, unser Bewusstsein in diesem Basispunkt zu sammeln, können wir ihn uns durch Drücken oder Reiben bewusst machen. Wir spüren ihn als Wärme, Kribbeln oder Druck. **Diese Konzentrationsübung,** bei der wir unser gesamtes Bewusstsein auf einen Punkt richten, unsere gesamte Energie in einem Punkt konzentrieren, **hilft uns, auch im Alltag schneller und effizienter zu wirken.** Die gesammelte Energie lassen wir nun in der Wirbelsäule langsam und bewusst nach oben fliessen, von der Basis bis zum Scheitel (d. h. eigentlich bis 10 cm über den höchsten Punkt des Kopfes). Wir versuchen dabei, unsere Wirbelsäule (Energiesäule) ganz bewusst wahrzunehmen. Wir können uns nun innerlich, von unten nach oben, an die von uns aufgebaute Energiesäule anlehnen. Sie gibt uns Halt, Stabilität und Aufrichtigkeit. Immer dann, wenn uns der Halt fehlt, können wir diese Meditation machen. Das Ziel ist, standhaft zu werden, aber nicht starr, vergleichbar mit der Stabilität und Flexibilität eines Baumes, immer offen für neue Erkenntnisse (Meditationsübung von Liselotte Baertz, Berlin). Es erscheint demnächst ein Buch dieser Autorin im Aquamarin Verlag über Chakren beziehungsweise «Zentrenbezogene Energiemassage». Wenn wir beim Aufbau unserer Energiesäule auf Schwierigkeiten, sogenannte **Energie-Blockaden** stossen, so gibt uns das einen direkten Hinweis auf eine momentane Störungen im betreffenden Zentrum (Chakra). In den einzelnen Zentren fliesst die Energie nicht mehr weiter, sie staut sich und führt zu einem Druck, zu übermässiger Hitze, zu Überreizungen. Diese Blockaden bedürfen vermehrt unserer Aufmerksamkeit, sind sie doch letztlich nichts anderes als ein Aufruf unserer Seele, die mit dem entsprechenden Zentrum verbundene (im Moment aber blockierte) Energie im Alltag zu leben, zu lernen, mit ihr umzugehen und die entsprechende Energiequalität auszudrücken (über die Qualitäten der verschiedenen Energiezentren siehe S. 77 f.).

Unser Ziel soll der freie Fluss der Energie von der Basis zum Scheitel sein.

Ein freier Fluss der Energie heisst auch, dass wir unserer Seele freien Fluss gewähren, sie an ihrer Entfaltung nicht hindern. **Leben heisst, seine Energien voll und möglichst harmonisch entfalten zu können, was gleichbedeutend ist mit Gesundheit, sich wohl fühlen. Brachliegende Energien** - unser vorhandenes Potential nicht leben – können umgekehrt die Ursache von Krankheiten und Leid sein.

Eine **Entzündung** ist ein Indiz für zuviel Energie. Deshalb ist das Essen tierischer Fette in Form von Fleisch, Fisch, Eiern und z. T. auch Milchprodukten – als Inbegriff der Energie – bei allen Entzündungen kontraproduktiv. Der Ort einer Entzündung, wenn wir ihn mit unseren Energiezentren in Verbindung bringen, sagt uns, welche Energiequalität wir übermässig leben, d. h., wo eine Harmonisierung notwendig ist.

Spezielle Therapie-Ansätze

Selbsthilfe-Massnahmen

Zusätzlich (nicht als Ersatz) zu den drei Grundpfeilern der «Rheuma»-Selbstbehandlung – Ernährung – körperliche Aktivität – geistige Ein- beziehungsweise Umstellung (wichtigste Gesundheitsbausteine überhaupt) –, gibt es noch eine Fülle weiterer (Selbst)hilfemassnahmen. Es sind dies **Wärme- und Kältetherapie, Kneippsche Wasseranwendungen** (auch äusserlich in Form von Einreibungen, Bädern und Wickeln), **Atemtherapie, Phytotherapie, Homöopathie** usw. Auch **Bachblüten** (Seelentherapie durch Blütenenergie aus 37 wildwachsenden Kräutern, Blumen, Sträuchern und Bäumen, welche auf den englischen Arzt Dr. med. Edward Bach zurückgeht) können uns durch die richtige Auswahl wieder ins Gleichgewicht bringen. Bachblüten wirken ursächlich, indem sie uns die «dunkle» Seite bewusst machen und uns befähigen, diese durch «hellere» Anteile zu ersetzen.

Die verschiedenen Methoden sollten untereinander nicht gewertet werden. Es geht primär darum aufzuzeigen, welche (Selbst)hilfemassnahmen überhaupt existieren, wobei jeder am besten selbst deren Wirksamkeit erfahren sollte, denn, was dem einen hilft, mag für den andern wirkungslos sein.

Im Prinzip ist heilsam, was den Stoffwechsel anregt und damit den Körper entgiftet und reinigt (d. h. mit genügend Sauerstoff versorgt) und das Immunsystem stimuliert. ∎

Sauna, Dauerbrause, Massage (v. a. Bindegewebsmassage) fördern allgemein die Durchblutung, was den Gelenkstoffwechsel (Zu- und Abfuhr von Stoffen) verbessert und dadurch eine heilende Wirkung haben kann. Sie stärken zudem die Widerstandskraft.

Kälte- und Bewegungstherapie sind bei akuten (entzündlichen) Formen der Rheumaerkrankung geeignet. Die Schmerzenden Gelenke werden zuerst mit kalten Umschlägen oder Eisauflagen gekühlt. Dadurch geht meist auch die Schwellung zurück, wodurch die Gelenke bereits etwas beweglicher werden und weniger schmerzen. Dann fängt die eigentliche Bewegungsarbeit in Form von leichten, spielerischen Übungen an. Jeden Tag soll versucht werden, die Beweglichkeit langsam zu steigern.

Wärmetherapie. Bei Krankheiten des rheumatischen Formenkreises gibt es Patienten, denen Wärme besser bekommt als Kälte, vor allem bei chronischen «Rheuma»-Schmerzen. Angezeigt sind hier z. B. Fangopackungen, Solebäder, Moorbäder, Algenbäder usw. Solche Schwitzkuren (auch Sauna) helfen bei «Rheuma», da sie die Ausscheidung von Gift über die Haut fördern. Sowohl bei Wärme wie Kälte kommt es zu einer besseren Durchblutung des «Rheuma»-betroffenen Gebietes. Verkrampfungen und Stauungen werden gelöst, und durch die Zufuhr von frischem Blut können auch natürliche Regenerationsprozesse in Gang gesetzt werden. Auch die **Abwehrkräfte werden gestärkt,** um die es bei vielen Menschen nicht zum besten bestellt ist und die Ursache vieler Krankheiten sind (denken wir nur an AIDS!).

Farbtherapie. Eine ähnliche Wirkung wie die Wärme- und Kältetherapie hat auch die Farbtherapie. Rot wirkt allgemein anregend, weshalb sensible Menschen eine solche Farbe (z. B. bei der Kleidung) bei entzündlichen «Rheuma»formen meiden sollten. Es könnte sich bei Überempfindlichkeit lohnen, eine entsprechend farbige Tapete zu wechseln, wenn man dieser täglich längere Zeit ausgesetzt ist. Demgegenüber wirken blau und grün eher beruhigend, krampflösend. Dies kann z. B. erreicht werden, indem man sich vermehrt in der Natur aufhält, in Wiesen und in Wäldern, an Flüssen und Seen.

Phytotherapie

«Grosse Kräfte sind's, weiss man sie recht zu pflegen, die Pflanzen, Kräuter, Stein' in ihrem Innern hegen.»
(Shakespeare)

Pflanzenheilmittel basieren im Gegensatz zu chemischen Präparaten nicht auf einer oder allenfalls mehreren chemischen Substanzen, sondern auf einem Wirkstoffgemisch der ganzen Pflanze. Bei Rheuma angezeigt sind natürlich insbesondere salicylathaltige Arzneipflanzen (z. B. Weidenrinde). Sie ersetzen chemische Entzündungshemmer teilweise oder ganz. Ebenso hilfreich sind stoffwechselfördernde oder allgemein entgiftende, blutreinigende und speziell harnsäureausschwemmende Pflanzen (z. B. Brennessel, Löwenzahn und Birkenblätter). Viele Heilpflanzen können auch Schmerzen lindern.

Für die Phytotherapie kommen Tees, die wirksameren Frischpflanzensäfte und z. T. auch Früchte in Frage. Viele im Frühjahr gepflückte Wildkräuter sind natürliche Entschlackungsmittel. Auch eine Aromatherapie mit ätherischen Ölen ist möglich.

- **Arnika** als Tinktur und Salbe: äusserlich bei rheumatischen Schmerzen
- **Artischocke** (Blätter- und Wurzelabsud wesentlich wirksamer als essbare Teile): harntreibend
- **Birkensaft**: blutreinigend, harn- und schweisstreibend, aber auch als Tee (Absud der Blätter) wirksam. Verhindert Ablagerungen und Verhärtungen.
- **Bohnenschalen-Tee** (Phaseolus vulgaris): wassertreibend, Paracelsus empfiehlt ihn speziell bei Gicht

- **Brennesseltee:** reinigende, entschlackende und entgiftende Wirkung auf Blut und Körpersäfte, schwemmt Harnsäure aus. Regt den Stoffwechsel an. Seit alters her bekannt in der Volksmedizin, sehr geeignet bei Gicht (auch äusserliche Anwendung der frischen Pflanze). Im Frühjahr als Salat oder Suppe.
- **Brunnenkresse:** 2 TL Blätter gut zerquetschen und mit Honig süssen. Einnahme bei Schmerzanfall: nur 1mal täglich während 1 Woche. Natürliches Antibiotikum!
- **Dill** (vor allem Samen): harntreibend, geeignet bei rheumatischen Gelenkentzündungen
- **Erdbeeren** (Früchte), vor allem Walderdbeeren: blutreinigend, schaffen abgelagerte Stoffe aus Nieren und Blase aus. Bei Gicht auch Blätter als Teeaufguss geeignet.
- **Efeu:** heilsamer Tee, der neue Schmerzanfälle verhindern kann. 1 gehäufter TL mit 2,5 dl kochendem Wasser überbrühen, 10 Minuten ziehen lassen. Täglich 1-2 Tassen trinken.
- **Farnkraut:** äusserliche Anwendung bei Muskel- und Gelenkrheumatismus sowie bei Gicht. Nach Pfarrer Künzle haben Wurmfarnblätter als Kissen- und Matratzenfüllung eine schmerzlindernde Wirkung.
- **Gänseblümchensalbe:** bestens bewährt bei Gelenkrheumatismus
- **Himbeere** (Früchte, Blüten, Blätter)
- **Holunder:** Mus oder Saft der Früchte oder auch als Blütentee
- **Ingwer:** Einnahme einer allmählich grösseren Dosis von getrocknetem Ingwer vor allem bei rheumatischen Herz- und anderen Entzündungskrankheiten. Auch äusserlich in Form von Kompressen wie auch als Fuss-/Armbäder bei «Rheuma» allgemein geeignet (siehe spezielle Anwendungen der Makrobiotik).
- **Johannisbeere** (junge Blätter und Triebe, aber auch die schwarzen und roten Früchte): harntreibend und entgiftend, vor allem bei Gicht geeignet. Schwarze Früchte auch bei Arthritis.

Therapie-Ansätze

- **Johanniskraut:** vor allem, um depressive Zustände bei chronischen «Rheuma»-Patienten zu lindern
- **Karotte**/Möhre (Absud der ganzen Pflanze): vor allem bei Gicht
- **Kohl**-Absud: beruhigend bei «Rheuma» und Gicht. Die zerquetschten Kohlblätter als Umschlag (Wickel) wirken schmerzstillend und leiten die Giftstoffe aus dem Körper über die Haut aus.
- **Löwenzahn:** als Tee beziehungsweise als Salat (Frühling). Reinigt Leber und Blut
- **Mais** (Blätter-Absud): eines der besten Harntreibemittel und daher reinigend, sehr gut bei Gicht.
- **Mariendistel:** besonders hilfreich bei Muskelrheumatismus
- **Melissen**(-Geist): zum Einreiben, vor allem auch bei Gicht
- **Petersilie** (Blätter, Wurzel, Samen): entgiftend, vor allem bei Gicht
- **Quecke:** eines der besten Blutreinigungsmittel bei «Rheuma»
- **Rosmarin:** als Badezusatz günstig bei Bewegungseinschränkung
- **Schachtelhalm** (Zinnkraut): als Tee und Bad; regt die Durchblutung an und wirkt schmerzlindernd (nicht beides am selben Tag anwenden). Nach Ansicht vieler Fachleute hat der Schachtelhalmtee besonders bei «Rheuma» eine heilende Wirkung.
- **Sellerie** (als Rohkost oder Saft): wirkt harntreibend, reinigend, entschlackend (entgiftend), bei allen rheumatischen Erkrankungen heilsam, speziell aber bei Gicht.
- **Spargel:** harntreibend, günstig bei Gicht, jedoch nicht bei akutem Gelenkrheumatismus (Vorsicht!).
- **Stechapfel** (Blätter-Absud): gegen schmerzhafte Gelenke und bei Rückenschmerzen
- **Teufelskralle** (afrikanische Volksmedizin): entzündungshemmend und schmerzlindernd, Senkung der Harnsäurewerte

- **Wacholder** (als eingedickter Beerensaft, auch Latwerge genannt oder als Teeaufguss): leicht harntreibend. Das Hauptanwendungsgebiet sind chronische Arthrosen und allgemeiner Wirbelsäulenverschleiss, chronische Gicht sowie neuralgisch-muskelrheumatische Erkrankungen. Das ätherische Oel aus Früchten und Samen wird seit alters her bei «Rheuma»schmerzen eingesetzt. Ebenfalls bekannt ist der aus den Beeren hergestellte «Geist» als äusseres Einreibemittel bei «Rheuma» und neuralgischen Schmerzen. Im Handel sind trinkfertige Wacholdersäfte erhältlich. Vorsicht: der Wacholder kann zu Nierenreizungen führen und bei Schwangerschaft die Uteruskontraktion anregen.
- **Weidenrinde:** Verwendung seit Jahrhunderten bei rheumatischen Beschwerden
- **Zitrone** (Frucht): siehe S. 88 f.
- **Zwiebel** (auch als äusserliche Auflage): harntreibend, entgiftend, blutreinigend.

Aus bestimmten Gründen als therapeutisches Mittel nicht geeignet:
- **Spinat:** Für die Makrobioten ist aber gerade Spinat hilfreich, um Harnsäureablagerungen bei Rheuma und Gicht aufzulösen
- **Spargel:** siehe unter Spargel
- **Rhabarber:** zu starker Oxalsäuregehalt!

Eines von vielen gebrauchsfertigen Pflanzenheilmitteln heisst **«Symphosan»**, ein Frischpflanzenpräparat von Dr. Vogel. Es besteht aus 8 verschiedenen Heilpflanzen, die sich in ihrer Wirkung ergänzen und unterstützen. Es hat sich neben vielen anderen Anwendungsbereichen auch bei «Rheuma» bewährt.

Ferner ist aus der anthroposophischen Medizin das Komplexmittel **«Rheumadoron»** bekannt, das auch homöopathisch potenzierte Pflanzen enthält. Durch seine Zusammensetzung kann es den rheumatischen Stau- und Entzündungsprozessen entgegenwirken. Angezeigt ist es vor allem bei Muskelrheumatismus und bei chronischer Polyarthritis.

Nützliche praktische Hinweise zur «richtigen» Auswahl und Applikation von Heilpflanzen bei «Rheuma»schmerzen und Gicht sind im Buch von Dr. med. Ulf Böhmig, Orac Verlag, 1982, enthalten.

Homöopathie

Es gibt viele Einzelberichte, z. T. auch Studien, welche die Wirksamkeit der Homöopathie, vor allem bei rheumatoider Arthritis, belegen (weniger Schmerzen, mehr Beweglichkeit, verbessertes Greifvermögen usw.). Ein Homöopath ist in der Lage, «Rheuma»-Patienten mit einem abgestimmten «Simile» zu «heilen» oder wenigstens den Zustand günstig zu beeinflussen. Ein solches Mittel unterstützt die Selbstheilung. Es vermag, die natürlichen Abwehrkräfte des Körpers zu steuern und zu unterstützen. Im folgenden wird eine winzig kleine Auswahl möglicher homöopathischer Mittel zur Selbstmedikation vorgestellt. Klassische Homöopathen lehnen dies allerdings ab. Trotz blossem Symptombezug ist eine solche Art von Homöopathie meist immer noch besser (zumindest nicht schädlich) als eine Chemotherapie. Im Zweifelsfall oder bei ernsten Problemen konsultiert man am besten seinen Arzt. Erste Wahl ist und bleibt (vor jeder Selbstmedikation) der Homöopath.

- **Rhus tox** (D6): bei Verschlimmerung durch Wetterwechsel (nasskalt) und bei Ruhe
- **Bryonia** (Familie der Kürbisgewächse; D3-D6: bei Verschlimmerung durch Bewegung
- **Ruta graveolens** (auch in einigen Komplexmitteln enthalten): bei Beschwerden nach dem Aufwachen, vor allem in der Wirbelsäule, in den Hand- und Fussgelenken, bei Nässe und Kälte

- **Apis/Belladonna** (D3 oder D30): bei akuten entzündlichen Formen
- **Natrium sulfuricum** (D6): bei Gicht, wenn Harnsäureablagerungen durch Leberstörungen verursacht werden
- **Kalium sulfuricum** (D6): hilft besonders gut, wenn rheumatische Erkrankungen mit Nierenproblemen verbunden sind
- Diverse **Gold-Verbindungen** (den Apotheker fragen): besonders bei chronischen «Rheuma»formen geeignet
- **Stannum metallicum** (Zinn-Präparat): insbesondere zur Arthrose-Therapie (in Form von Pulver, Salben oder Injektionen)
- **Phosphor:** vornehmlich für Arthrosen geeignet; in Tropfen- oder Kapselform, auch äusserliche Anwendung mit Phosphoröl

Bei einem akuten Gichtanfall hat sich einerseits eine einmalige Gabe von **Arnica D-200** bewährt, wenn Kälte den Schmerz lindert, anderseits **Belladonna D-200,** wenn umgekehrt Wärme eine Schmerzlinderung bringt.

Buchempfehlung: Prof. Dr. med. Norbert Enders: Hausapotheke für den homöopathischen Patienten, Haug Verlag, 1987.

Alternative und ergänzende Methoden

Die «Herd»-Sanierung steht an erster Stelle, bevor andere als selbsttherapeutische Schritte unternommen werden! ∎

Von den möglichen (bakteriellen) Herden beziehungsweise Störfeldern, wie den Zähnen, Nebenhöhlen, Mandeln, Darm (siehe dazu auch S. 47) oder auch Narben können krankmachende Reize auf den ganzen Organismus ausgehen. Überhaupt kann jede chronische Krankheit störfeldbedingt sein. Ermittelt werden diese Herde/Störfelder z. B. durch

Elektroakupunktur nach Voll oder durch Thermographie. Eine Sanierung des Störfeldes «Darm» geschieht beispielsweise durch Symbioselenkung, eine andere durch Zahnextraktion beziehungsweise Zahnsanierung oder durch Neuraltherapie. Eine österreichische Studie zeigt eine deutliche Abnahme rheumatischer Beschwerden nach einer Störfeldbehandlung der Mandeln und des Zahn-Kieferbereiches, was auch zu grossen Einsparungen von Krankenkassengeldern führte. (Dr. med. Felix Perger, 1987).

Neuraltherapie (nach Huneke): vor allem **bei entzündlichen Formen von Rheumatismus** geeignet, z. B. bei **Hüftgelenksentzündung,** eventuell mit Zusatz von Ameisensäure und Mistel, aber auch bei **Weichteilrheumatismus, Arthrose, Diskushernie, Lumbalgie und bei rheumatischen Schmerzen allgemein.** Oft können Knie- und Rückenschmerzen im Zusammenhang mit Weisheitszähnen oder toten Zahnwurzeln stehen. Schmerzen verschwinden dann meist auch prompt nach der Extraktion/Sanierung.

Ab- und ausleitende Massnahmen: Kantharidenpflaster, Baunscheidt (Ausleitung von Gift und Schlackenstoffen durch Hautreizung), **Schröpfen, Aderlass** (vor allem bei Gicht), **Blutegel** (blutentziehende Verfahren mit allgemein umstimmender Wirkung). Eine Kombination der Therapien, zusätzlich zu Darm-, Leber- und Galle-ableitenden Massnahmen und ergänzt durch verschiedene Wasseranwendungen, bezeichnet man als **Aschner- oder Humoraltherapie** (Dr. med. Bernhard Aschner, 1883-1960). Sie kann bei verschiedenen Krankheiten eingesetzt werden, um die körpereigenen Heilungskräfte anzuregen. Die Aschner-Therapie hat sich insbesondere bei chronischen Beschwerden bewährt sowie bei den meisten rheumatischen Erkrankungen.

Symbioselenkung: Sie wird bei einer Schädigung/Schwächung/Vergiftung der Darmflora durch Medikamente oder eine falsche Ernährung, was bekanntlich zu chronischen rheumatischen Erkrankungen führen kann, eingesetzt. Unser

Darmtrakt wird von ca. 10^{14} (100 000 000 000 000 = 100 Billionen) Mikroorganismen, bestehend aus hunderten von Arten, besiedelt. Sie leben in einem harmonischen Gleichgewicht, zum gegenseitigen Nutzen (Symbiose). Anteilmässig im Vordergrund stehen die milchsäurebildenden Acidophilus- und Bifidusbakterien, welche vor allem im Dünndarmbereich vorkommen, sowie die vornehmlich im Dickdarm lebenden Colibakterien. Für unsere Gesundheit haben diese Darmbakterien einen unschätzbaren Wert, solange ein Gleichgewicht (Art und Zahl) besteht. Sie produzieren u. a. auch die B-Vitamine und Vitamin K (wichtiger Faktor zur Blutgerinnung). Sie hemmen das Wachstum schädlicher Bakterien und Fäulniserreger, sodass diese nicht in den Blutkreislauf gelangen können. Sie regen die Bildung von Lymphozyten im Darm an, was für unsere Abwehrkräfte wichtig ist. Eine Dysbiose, also eine Störung des harmonischen Gleichgewichtes der Mikroorganismen im Darm bedeutet deshalb eine Störung des gesamten Organismus. Ein von Paracelsus geprägter Satz: «Im Darm lauert der Tod», spricht für sich. Aber schon viel früher wurde die gesundheitsstabilisierende Wirkung eines gesunden Darmes erkannt. Hippokrates schrieb: **«Nur der ist imstande, wirklich zu heilen, der es versteht, in richtiger Weise den Verdauungsapparat zu säubern».**

Die einfachste **Darmsanierung** beginnt mit Fasten (weitere Einzelheiten siehe S. 207 ff.). Dadurch werden die überschüssigen, im Bindegewebe zwischengelagerten Stoffwechselsäuren mobilisiert, d. h. nach und nach ausgeschieden. Während der Fastenkur sollten basische Mineralstoffpräparate eingenommen werden. Die notwendige Menge kann am Säuregrad (pH) des Urins abgemessen werden (Indikatorstäbchen aus der Apotheke/Drogerie). Auch das genügende Trinken (zirka 3 Liter täglich) beschleunigt die Ausschwemmung der Stoffwechselschlacken. Nach einer erfolgreichen Fastenkur wird während rund 3 Wochen «Symbioflor» oder ein ähnliches Bakterienpräparat eingenommen. Sie fördern eine gesunde Darmflora. Man nimmt sie am Morgen nüchtern in Form von «Bioghurt», Quark, Sauermilchprodukten oder mit einem Müesli vermischt. Der Darm ist dann saniert, wenn keine Blähungen oder gar Verstopfungen mehr auftreten. Wir können den Darm mit einem einfachen Test auf die Funktionsfähigkeit kontrollieren: Randen (Rote Bete) essen beziehungsweise den Saft davon trinken. Bei einem «gesunden» Darm sollte sich der Stuhl innerhalb von 12 Stunden rot verfärben.

«Regazell Energen» ist ein rein biologisches, die Grundsubstanz (siehe S. 48f.) positiv beeinflussendes und damit ursächlich wirkendes Präparat. «Regazell Energen» hat sich vor allem bei **chronisch entzündlichem «Rheuma»** bewährt.

Serocytotherapie: eine zwischen Schul- und Komplementärmedizin (Alternativmedizin) stehende passive Immuntherapie, bei der geschwächte oder erkrankte Organe beziehungsweise auch ein geschwächtes Immunsystem allgemein spezifisch stimuliert werden kann. Experimentelle wie auch klinische Studien haben vor allem auch auf dem Gebiet der Rheumatologie erfolgversprechende Ergebnisse gezeigt. In einer Doppelblindstudie mit 44 Patienten mit akuten Lumbalgien (Kreuzschmerzen) führten intracutane Injektionen von Serocytol bei 67 % zu guten bis ausgezeichneten Ergebnissen. Im Handel erhältliche Präparate sind z. B. «Rumalon» oder «Serocytol», welche vorwiegend bei der Behandlung von Arthrose eingesetzt werden. Die Serocytotherapie kann auch mit der Neuraltherapie oder der Akupunktur kombiniert werden (Einspritzung des mit einem Neuralmittel gemischten Serocytols in spezifische Akupunkturpunkte). Akupunktur ist bei jeder Art rheumatischer Schmerzen angezeigt und erfolgversprechend.

Auch eine Art **Serumtherapie** stellt die sogenannte **«Revisan»-Therapie** (bio-mesenchymatische Therapie nach Prof. Hannes von An der Lan, 1909-1982) dar. Sie wird als Weiterentwicklung der Zelltherapie verstanden und wirkt sowohl

(Bindegewebe)regenerierend als auch Immunsystem-stimulierend. Wie Doppelblindversuche an einer Rheumaklinik ergeben haben, konnte mit täglichen subcutanen Injektionen von «Revisan» schon nach drei Wochen eine deutliche Besserung des Allgemeinzustandes bei Arthrotikern (grössere Beweglichkeit und abnehmende Schmerzen) erzielt werden. An der Vita Sana Klinik in Breganzona (Schweiz) werden heute für praktisch alle Krankheiten des rheumatischen Formenkreises Behandlungen mit «Revisan» durchgeführt. Der Therapieerfolg wird an dieser Klinik durch die Kombination mit Vollwertkost noch gesteigert.

Bienengift und **Ameisensäure** sind vor allem bei rheumatoider Arthritis heilsam. Schon die Babylonier und Ägypter kurierten rheumatische Beschwerden mit Bienengift. Auch ist bekannt, dass Imker wesentlich weniger häufig unter «Rheuma» leiden als andere Berufsgruppen. Rheumatiker brauchen sich aber nicht vom Insekt stechen zu lassen, es genügt schon eine Salbe, die Bienengift enthält (Achtung bei Allergikern!). Auch homöopathische Anwendungen von Bienengift (Apis) sind bekannt. Ameisensäure wirkt in abgeschwächter Form wie Bienengift und dürfte in etwa der früher oft bei «Rheuma» angewandten Brennessel-Methode entsprechen, bei der sich der Rheumatiker mit frischen Brennesseln «geisselte».

Propolis (Bienenkittharz) wirkt entzündungshemmend, antibiotisch und schmerzlindernd. Die körperliche und geistige Vitalität wird unterstützt und die Leistungsfähigkeit gesteigert. Auf dem Markt gibt es z. B. die Melbrosin-Propolis-Salbe. Übrigens sollen sich bei «Rheuma»beschwerden auch Blütenpollen als Nahrungszusatz günstig auswirken.

Meersalzwickel sind ein altbewährtes Mittel zur Erhaltung der Beweglichkeit und um die krankhaften Prozesse bei Arthritis und Arthrose zu vermindern: 1 gestrichenen Esslöffel Meersalz («Biomaris» hat sich am besten bewährt) in 5 dl

Wasser auflösen. Lappen darin tränken, um das schmerzhafte Gelenk wickeln und über Nacht einwirken lassen. Während 3-5 Nächten wiederholen, nachher 3-5mal wiederholen, im Abstand von zwei Nächten. Am Morgen jeweils etwas Johannisöl einreiben. Bei empfindlicher Haut Meersalzmenge leicht herabsetzen.

«Caprisana»-Salbe besteht aus Ziegenbutter und ätherischen Kräuterölen. Sie geht auf ein altes Rezept aus dem Kanton Appenzell (Schweiz) zurück. Sie wirkt bei Arthritis und Arthrose schmerzlindernd oder gar -befreiend.

Radon, ein schwach radioaktives Edelgas, das in einigen Heilquellen (z. B. Badgastein/Österreich oder Bad Münster am Stein/BRD) vorkommt, tritt auch immer mehr bei der «Rheuma»-Therapie in den Vordergrund. Die schwach radioaktive Strahlung soll u.a. die körpereigene Cortison-Produktion beziehungsweise die allgemeinen Widerstandskräfte anregen.

In einem ähnlichen Zusammenhang dürfte auch das **Aion A** (pulverisiertes Gestein aus einem Steinbruch bei Würenlos, Schweiz) stehen. So, wie bestimmte Erdstrahlen zu gesundheitlichen Problemen führen können, gibt es umgekehrt auch heilkräftige Erdstrahlen. Solche sollen konzentriert in diesem Gestein enthalten sein, welche sich bei «Rheuma», Arthritis, Gelenk- und Muskelschmerzen als heilsam herausgestellt haben. Weitere Informationen: Emma Kunz Zentrum, Steinbruchstrasse 5, CH-8116 Würenlos, Tel. 056-74 20 60.

Dies sind einige wichtige und weniger wichtige alternative Therapiemöglichkeiten bei Krankheiten des rheumatischen Formenkreises. Der Grossteil davon kann, entsprechend der persönlichen Neigung, selbst angewendet werden. Die Liste dürfte auch für jene hilfreich sein, die sich einen geeigneten Therapeuten suchen, sich aber von der Vielfalt des Therapie-Angebotes nicht verwirren lassen möchten.

Klinische biologische «Rheuma»-Grundbehandlung

Sie setzt eine (natur)ärztliche Kontrolle voraus und eignet sich nicht für die Selbsttherapie. Aus praktischen Gründen empfiehlt es sich, die biologische «Rheuma»-Grundbehandlung in der Obhut einer Klinik oder eines Sanatoriums durchzuführen. Die naturärztliche **biologische «Rheuma»-Grundbehandlung** soll anhand der Vita Sana Klinik in Breganzona (Schweiz) vorgestellt werden:

Entgiftung und Entschlackung des Körpers beziehungsweise der Blut- und Körpersäfte, z. B. durch Fasten, Einläufe, harntreibende und leberanregende Tees, spezifische Diäten (vor allem Rohkost und vegetarische Vollwertkost), Homöopathie, Haut-Ausleitungsverfahren (z. B. Baunscheidt: die Haut wird mit einem Nadelgerät geritzt. Durch das Einreiben von Ölen wird ein künstlicher Hautausschlag erzeugt. Er soll die körpereigenen Abwehrkräfte mobilisieren), Lymphdrainage usw.

Wiederherstellung des bioenergetischen Gleichgewichtes durch Akupunktur, Reflexzonenmassage, autogenes Training u. a. m.

Anregung/Stärkung der körpereigenen Abwehrkräfte, z. B. Eigenblutbehandlung, Thymustherapie, Diäten, Autosuggestion usw.

Regeneration der geschädigten Gewebe und Organe, (z. B. durch Zelltherapie, Eigenbluttherapie, Ozontherapie usw.). Bei einer **Kniearthrose** sind mit Ozon (hochaktiver Sauerstoff) gute Therapieerfolge erzielt worden: durch **Injektionen von Ozon in die Schmerzpunkte** der Gelenke werden die Schmerzen gelindert und die Entzündung gehemmt. Meist werden auch die Steh- und Gehfunktionen verbessert. Auch bei der **Osteoporose** kann Ozon als Zusatztherapie eine bessere Knochenbildung bewirken. Mit einer Ozon-Behand-

Therapie-Ansätze

lung wird die **Sauerstoffatmung der Zellen** sowie der allgemeine **Stoffwechsel** im kranken und geschwächten Organismus aktiviert. Dies ist vor allem bei «Rheuma» wichtig. Ozon kann intravenös, intramuskulär, subcutan oder arteriell gespritzt werden. Bekannt sind auch Einspritzungen in die Akupunkturpunkte. Bei korrekter Anwendung sind keine Nebenwirkungen zu erwarten.

Bewegungstherapie zur Stärkung von Muskeln, Wirbelsäule und Gelenken. Der Erfolg dieser Basistherapie liegt nicht in den einzelnen Teilen, sondern im ganzheitlichen Zusammenwirken.

Für gewisse Krankheitsformen des rheumatischen Formenkreises, abhängig vom Schweregrad (wenn z. B. die tägliche Nahrungszubereitung schon eine Qual bedeutet) und vom Alter, sind solche klinikmässigen Behandlungen sicher angezeigt. Aber auch für Personen mit mangelnder Disziplin, die schnell und gerne vom aufgezeigten Weg abkommen, ist eine «beaufsichtigte» Heilstätte von Vorteil. Selbst der Kontakt mit anderen Menschen kann sich schon günstig auswirken. Auf fremde Hilfe angewiesen sind wir selbstverständlich bei Spezialbehandlungen wie der **Chiropraktik,** welche durch manuelle Handgriffe Blockierungen und neurale Störfelder, wie sie bei Ischias, Hexenschuss und Gelenkrheuma auftreten, beseitigt.

Im Gegensatz zur lediglich schmerz- und entzündungslindernden schulmedizinischen Behandlung des rheumatischen Formenkreises (heute v.a. in Form von Cortison-Präparaten, früher meistens Salycilaten), die zum Teil mit sehr ungünstigen Nebenwirkungen verbunden ist (siehe S. 30), regen die meisten natürlichen, biologischen Heilmethoden die **Selbstheilungskräfte** an und sind fast ausnahmslos nebenwirkungsfrei. Es gibt jedoch auch «Hausmittel», die nicht ohne weiteres bedenkenlos und ohne Kontrolle eines (Natur)Arztes oder Fachkundigen angewendet werden sollten. Dazu gehören gewisse Phytotherapeutika und die

Hochpotenzen der Homöopathie. Auch gibt es viele Mittel, die bloss symptomatisch und nicht ursächlich wirken; sie sind jedoch meistens ohne schädliche Nebenwirkungen.

In allen Fällen der «Rheuma»-(Fremd)Behandlung, sei diese komplementär oder schulmedizinisch, ist die aktive Mitarbeit des Patienten nötig. Wer passiv bleibt, liefert sich der Krankheit aus. Jede Prophylaxe und jede Therapie ist nur so gut, wie der einzelne auch aktiv mitmacht (Diät, Bewegungstraining, richtiges Atmen, gedankliche Einstellung). ■

Prophylaxe

Die Gesundheits-(«Rheuma»-)Prophylaxe fängt in der Kindheit unter der kundigen Leitung der Eltern an und wird später in voller Selbstverantwortung ein Teil des Lebensstils.

Jeder kann auch aufgrund dieses Buches erkennen, ob er bezüglich Ernährung, Bewegung und geistiger Haltung seine Selbstverantwortung wahrnimmt und dadurch zur «Rheuma»-Prophylaxe beiträgt.

«Rheuma»-Prophylaxe – ein Aufruf an alle Gesunden

Die allgemeine Gesundheits-Prophylaxe kann auch als «Rheuma»-Prophylaxe angesehen werden.

Gesundheit ist Leben, dessen Erfüllung ist nur in der Selbstverantwortung möglich. ■

Unsere Gesundheit ist zu wichtig, um sie anderen anzuvertrauen. So wie wir uns selbst krank machen können – unbewusst z. B. durch «falsches» Denken-Fühlen-Handeln, sind wir auch fähig, uns durch einen Bewusstwerdungsprozess selbst wieder zu helfen, indem wir unser Leben, unser Denken, Fühlen und Handeln wieder harmonisieren.

Alles, was wir tun – mit Freude im Herzen tun! ■

Alles mit Freude tun, trifft nicht nur für die Freizeit, sondern auch für den Alltag, den Beruf, den Haushalt, das Privatleben zu. Wenden wir uns dem zu, was uns Freude bereitet. Es lohnt sich immer wieder, unsere seelisch-geistige Haltung und auch den Weg, auf dem wir gehen, zu überprüfen und wenn nötig zu ändern, damit «Rheuma» (und auch andere Krankheiten) gar nicht erst entstehen können.

Im Zusammenhang mit «Weg» sei an die Worte des Anthropologen Carlos Castaneda erinnert, der dem weisen Indianer Don Juan folgende Worte in den Mund gelegt hat: «Jeder Weg ist nur ein Weg, und es ist kein Verstoss gegen dich selbst oder andere, ihn aufzugeben, wenn dein Herz es dir befiehlt. Sieh dir jeden Weg genau an! Versuche ihn so oft als möglich, dann frage dich: Ist es ein Weg mit Herz? Wenn ja, dann ist es ein guter Weg; wenn nein, ist er nutzlos!» («Die Lehren des Don Juan»/Fischer Taschenbuch Nr. 1457). Auch indem wir die in uns steckenden Energien (Qualitäten) voll nutzen, sie also leben und nicht brachliegen lassen, entstehen Freude und Zufriedenheit. **Gelebte Qualitäten sind der beste Garant für eine «stabile» Gesundheit!**

Lernen wir auch wieder, uns an den «kleinen» Dingen des Lebens zu erfreuen und auch wieder zu staunen, wie es Kinder tun. Sie sind die grössten Lebenskünstler. Sie freuen sich z. B. über die Sonne, die sie erwärmt, über den Wind, der ihnen sanft durch die Haare streicht, über den Duft der Wiesenblumen und ihre wunderschönen Farben. Über die Bäume, die ihnen Schatten und Schutz geben – **es gibt unbegrenzte Möglichkeiten, an denen sich unser Herz erfreuen kann!**

«Lieber eine Kerze anzünden, als über die Dunkelheit klagen!» (Chinesischer Spruch) ∎

Prophylaxe

Lassen wir mehr Lebensqualität in all unsere Lebensbereiche einfliessen! ■

Stellen wir vor dem Einschlafen oder am Morgen beim Aufwachen ein positives Programm zusammen! ■

Indem wir uns geistig positiv programmieren und uns auf das freuen, was wir am Tag erreichen möchten, fällt uns alles ein bisschen leichter.

Alles, was wir tun – ganz tun, d. h. voll dabei sein mit all unseren Sinnen, als Einheit von Körper, Geist und Seele. ■

Wenn wir die Aufgaben ganz tun, profitieren wir am meisten, denn wir erreichen mehr, schaffen qualitativ Hochstehendes und leben auch genussvoller.

Denken wir beim Spazieren oder Wandern z. B. unablässig an den morgigen Tag, der vielleicht grosse Anforderungen an uns stellen wird, so sehen, fühlen und erleben wir die Natur nicht, die uns umgibt. Wir hören den lieblichen Gesang der Vögel nicht, der uns ermuntern könnte. Wir nehmen die Düfte nicht wahr, die uns umhüllen und uns erquicken könnten. Wir spüren nicht einmal die kostbare Luft, die uns belebt und auch nicht den Boden, der uns trägt. Wir vergeuden so einen grossen Teil des Nutzens des Spazierens, den wir vielleicht dringend zur Regeneration und vor allem als Reserve für den nächsten anspruchsvollen Tag benötigen würden. Ähnliches geschieht, wenn wir beispielsweise allein auf einem Spaziergang sind und uns in unserer Phantasie vorstellen, wie schön es eigentlich zu zweit wäre. Wir konzentrieren uns also auf das, was wir nicht haben, anstatt aus der Situation das Beste zu machen. Wir trüben unsere kostbare Zeit und anstelle der Erholung kommt es zur Verkrampfung und Niedergeschlagenheit. Gehören Sie auch zu jenen, die der Sonne den Rücken zukehren und sich auf Schritt und Tritt blockieren? Dann ist jetzt der richtige Zeitpunkt zur Umkehr gekommen.

Wir erhalten das, worauf wir uns konzentrieren! ■

Richten wir unser Bewusstsein also auf das Wesentliche im Leben, auf das, was wir erreichen, sein, haben möchten! **Konzentrieren wir unser Denken-Fühlen-Handeln auf unsere Gesundheit, auf unsere Kraft, auf unseren Erfolg und die Lebensfreude!**

Belastende Gedanken sind kontraproduktiv! Sie drücken uns im wahrsten Sinne des Wortes zu Boden, und es ist oft nur ein kleiner Schritt zu einer Depression. Je länger wir uns negativen Gedanken hingeben, umso nachhaltiger können sie wirken. Ja, sie können uns sogar nachts im Traum verfolgen und uns den Schlaf rauben. Lassen wir nicht zu, dass unsere Gedanken uns lähmen, unsere Kräfte rauben, die wir für das Neue dringend benötigen. Es liegt an uns **Gedankenqualität beziehungsweise -hygiene** zu pflegen. Ändern wir das Unerfreuliche. Lernen wir, das Leidvolle anzunehmen. Üben wir uns in der Kraft positiven Denkens (siehe Buchempfehlung S. 235/237). Bücher: Hay Louise L., Peale Norman Vincent

Stets einer geistigen Verhärtung entgegenwirken! ■

Bemühen wir uns also stets um Flexibilität im Alltag, um so nicht den Grundstein für eine rheumatische Erkrankung zu legen. Suchen wir einen harmonischen Weg zwischen Stabilität und Flexibilität (elastischer Baum). Üben wir uns in Toleranz. «Lieben» wir im Alltag.

Ausgleich finden zwischen Körper, Geist und Seele, d. h. mit sich selbst in Harmonie sein, ist die beste Voraussetzung für ein gesundes und glückliches Leben. Der Weg zur Gesundheit ist individuell. Jeder muss deshalb seinen Weg finden (eventuell mit Hilfe eines Therapeuten). ■

Anspannung und Entspannung (Aktivität und Passivität, Arbeit und Musse) in einem ausgewogenen (harmonischen) Verhältnis ■

Es ist der rhythmische Wechsel, der uns die innere Spannkraft verleiht. Unter einem ausgewogenen Rhythmus von Arbeit und Musse kommt es zu einem harmonischen Zusammenspiel aller physiologischen Vorgänge. Sich also **immer wieder Zeit nehmen für Ruhe und Entspannung**: Bewusstes Abschalten – körperlich, geistig und seelisch. Dies beruhigt das vegetative Nervensystem und kann so auch chronischen Stress verhindern. In sich hineinhorchen und «sein» sind gute Voraussetzungen für die **Musse**. Wichtig ist aber auch genügend Schlaf. Für die meisten ist das Zubettgehen vor 22 Uhr und das Aufstehen vor 6 Uhr ideal. So fühlen wir uns am besten und sind aktiver. Wachen und Schlafen sollte in den kosmischen Rhythmus von Tag und Nacht eingebettet sein (also z. B. nicht am Tage schlafen).

Täglich **autogenes Training, Yoga, Meditation** usw., je nach Neigung. Auch sehr geeignet ist die auf S. 104 f. beschriebene **Stabilitätsübung**.

Tägliche Atemübungen, nach Möglichkeit in Kombination mit Bewegungstherapie.

Bewegungstherapien wie Schwimmen, Gymnastik, (Dauer)-Laufen usw., am besten an der frischen Luft, immer locker – nie verkrampft! **Regelmässige, tägliche(!) Bewegungsaktivität**

nützt wesentlich mehr als ein Superprogramm einmal wöchentlich. Ideal ist, den Puls täglich während 10-20 Minuten zu beschleunigen, ohne eine Höchstleistung anstreben zu wollen. Nach dem Aufwärmen dehnen wir jedes Gelenk mindestens 10mal (Stretching). Voraussetzung: das individuelle und altersabhängige Mass kennen. Nur beschränkt geeignet für Herz-Kreislauf-Risiko-Patienten (den Arzt fragen).

Körperliche Abhärtung: Überheizte und vollklimatisierte Räume fördern unsere Widerstandskraft nicht. Wohnräume sollten nicht über 20 Grad Celsius geheizt werden. Es ist besser, das **Schlafzimmer nicht zu erwärmen** und auf genügend Frischluftzufuhr zu achten. **Nicht zu weiche Matratze. (Wald) Läufe bei Wind und Wetter.** Warm-kalte Kneippsche Wasseranwendungen. Eine wichtige Massnahme, um unser Abwehrsystem zu stärken, ist eine **kalte Dusche am Morgen,** kurz nach dem Aufstehen. Das weckt auch unsere Lebensgeister und kurbelt den Kreislauf an. Der ganze Organismus wird damit besser mit Sauerstoff versorgt. Sollten wir jedoch schon nach dem Aufstehen kalt haben, so duschen wir zuerst lauwarm bis warm, bis unser Körper richtig erwärmt ist; erst nachher kalt duschen. Wenn wir uns am Anfang überwinden müssen, kalt zu duschen, so werden wir uns mit der Zeit darüber freuen, weil wir uns besser, wacher, «fitter» fühlen!

Gehen wir auch im Alltag nie den Weg des geringsten Widerstandes oder der Bequemlichkeit! Dies fängt schon im kleinen an, so z. B. bei der Wahl zwischen aktivem Treppensteigen oder passivem Lift-/Rolltreppenfahren. Widerstandskraft und damit eine **gesunde Immunabwehr** können wir nur entwickeln, wenn wir aktiv etwas tun, uns auch körperlich fordern – immer wieder!

Eine **ausgewogene, natürliche Ernährung** in Form einer **biologischen und basenüberschüssigen (lacto)vegetarischen Vollwertkost ist empfehlenswert,** dazwischen immer wieder **Saftfastentage** beziehungsweise Rohkosttage, damit die Verschlackung nie ein solches Ausmass annehmen kann, dass sie zu einem gesundheitlichen Problem wird. Es lohnt sich, im Frühling und im Herbst regelmässig mindestens eine 1-wöchige Fastenkur einzuschalten (siehe S. 207 ff.).

- **Letzte Mahlzeit am Tage:** leicht, ohne tierisches Eiweiss und nicht nach 20 Uhr
- **Heisses Wasser trinken** (siehe S. 186 f.)
- **Idealgewicht** anstreben (je nach Konstitution und Körperbau). Wir sollen uns wohlfühlen und in unseren Aktivitäten nicht behindert werden.
- **Reiz- und Suchtstoffe meiden** (Rauchen, Kaffee, Alkohol usw.). Denken wir an den Gewinn, wenn wir uns von diesen Lastern/Risikofaktoren befreien. Wir lassen uns nicht von unserem Körper diktieren – wir als freie Menschen wollen selber bestimmen.
- **Extreme in allen Lebensbereichen meiden.** Zuviel essen und übertriebenes Körpertraining sind ebenso schädlich wie zuwenig Schlaf. Auch zuviel Schlaf ist ein Krankheitssymptom. Diese Beispiele lassen sich beliebig fortsetzen.
- **Das eigene Mass finden,** d.h. wieder **lernen, auf seinen Körper und seine Seele zu hören.**
- **Reaktivierung unseres gesunden Instinktes:** In Anbetracht der oft widersprüchlichen, ja konträren Aussagen, Meinungen, Postulaten usw. bezüglich richtiger Ernährungs- und Lebensweise ist es im eigenen Interesse, unseren natürlichen Instinkt auf allen Ebenen zu reaktivieren, damit wir uns nicht durch Fachleute verschiedener Richtungen verunsichern lassen.

Stress-Prophylaxe als «Rheuma»-Prophylaxe

Definition von Stress (laut Duden): Starke körperliche oder seelische Belastung, die zu Schädigungen führen kann; **Überbeanspruchung, Anspannung.**

Stress ist «in». Man könnte direkt von einer **Modeerscheinung** sprechen. Es gehört heute schon fast zum guten Ton, gestresst zu sein. Man hat das Gefühl, auf diese Weise am pulsierenden Leben teilzuhaben. Dem Stress entfliehen können scheinbar nur noch Randgruppen (kleine Kinder, alte Leute, Versager, Aussteiger usw.). Wer will denn schon zu diesen gehören? Wir nehmen uns doch wichtig und leben dafür mit dem Stress. Wir glauben, dass Stress zum aktiven Menschen gehöre, der in der Blüte seines Lebens steht. So lassen wir uns z. B. durch einen überfüllten Terminkalender stressen. Es ist doch schön, gefragt zu sein! Wie wichtig man ist, misst man am äusseren Zeitdruck. Aber auch unser Chef, ein Arbeitskollege, ein Partner, ein Freund, eine Freundin sind Anlass zu Stress.

Wir können auch selbst **von Innen heraus einen Druck aufbauen,** wenn wir uns z. B. **überfordert** fühlen, einer Sache nicht gewachsen sind. Oder wir haben eine scheinbar **sinnlose Tätigkeit** zu erledigen, leiden unter der **Stereotypie im Alltag,** fühlen uns allein oder haben das Gefühl einer zunehmenden **Einengung** in der Partnerschaft oder am Wohnort. Wenn wir unbedingt etwas wollen, **extreme Erwartungen an andere oder auch an uns selbst haben** (z. B. mit **übersteigertem Perfektionismus),** geraten wir schnell einmal unter Druck oder eben in Stress.

Auch die vielen Gewalt- und Terrorszenen, die im **Film,** im **Video** und im **Fernsehen** verbreitet werden, seien sie nun Realität oder blosse Fiktion, denen wir uns freiwillig, jeden Tag aussetzen, gehören dazu. **Stress auf Knopfdruck!**

Es gibt auch **äussere, passive Stress-Ursachen** wie **Lärm** oder **allgemeine Umweltbelastung.** Wir sind ihnen immer mehr ausgesetzt. Ein Ausweichen ist oft schlecht möglich. Oft merken wir es erst dann, wenn unser Körper schon nachhaltig geschädigt ist.

Prophylaxe

Früher – zur Zeit der Höhlenbewohner und auch noch viel später – stand praktisch nur der aktive körperliche Stress, ausgelöst durch eine existenzbedrohende Situation, im Vordergrund, also der Kampf ums Überleben, Flucht oder Angriff, die über Leben und Tod entschieden. Heute sind es allgemein viel subtilere Formen von Stress – mehr psychische Ein-Stellungen, die nicht nur einmal auftreten, sondern dauernd stressauslösend wirken.

Sogar bei den äusseren, umweltbedingten Stressoren wie z. B. Lärm und Luftverschmutzung, aber noch viel mehr bei unseren inneren «psychischen» Stressoren können wir mehr oder weniger selbst bestimmen, ob wir uns stressen lassen wollen oder nicht – je nach unserer **Ein-Stellung.** Wir bestimmen, ob wir eine Sache oder uns selbst sehr wichtig nehmen, ob es sich lohnt, uns dafür stressen zu lassen, ob wir uns drücken lassen wollen oder nicht. **Stress ist somit individuell, an den einzelnen Menschen gebunden, persönlichkeitsbezogen, subjektiv.** Was für den einen Stress ist, mag für den anderen Erholung sein. Ein anderer braucht sogar den äusseren Druck, um mehr leisten zu können und um überhaupt kreativ zu sein. Er empfindet Stress nicht als etwas Negatives.

Stress hat auch mit unserem **Selbstvertrauen** zu tun, ob wir uns einer Herausforderung gewachsen fühlen oder nicht, ob wir uns überhaupt fordern lassen oder nicht. Dass unsere Ein-Stellung darüber entscheidet, ob wir uns gestresst fühlen oder nicht, zeigt auch folgende Tatsache: Wenn wir uns gut fühlen, so geht es auch entsprechend länger, bis wir uns stressen lassen.

Bei all diesen Überlegungen darf natürlich auch unsere **biologische Uhr** nicht übersehen werden, die für die im Laufe eines Tages schwankende Belastbarkeit verantwortlich sein kann. Unser Körper kann beispielsweise bei **Nachtarbeit** schneller gestresst sein. Die Arbeit stört unseren biologischen Tag-Nacht-Rhythmus, bedingt auch durch die ständige **künstliche Beleuchtung,** welche sich negativ auf unser Hormonsystem auswirken kann. Es gibt aber auch eine persönliche biologische Uhr. Sie ist ersichtlich an den **typischen Morgenmenschen,** die ihr Hoch in den früheren Morgenstunden haben und während dieser Zeit auch bei grossen Anforderungen nicht so leicht aus der Fassung zu bringen sind. Ihr Gegenpol sind die «**Morgenmuffel**», die ihre volle Aktivität erst in den Abendstunden entfalten. Zudem unterstehen wir jahreszeitlichen Schwankungen, die sich je nach Persönlichkeit positiv oder negativ auswirken können.

Dass **chronischer Stress ungesund,** ja krankmachend sein kann, ist heute allgemein bekannt. Worin besteht nun das Problem? **Der Körper wird bei Stress auf Höchstleistung programmiert.** Ausgelöst werden kann er durch eine effektiv existenzbedrohende Situation oder auch «bloss» durch das Gefühl einer Bedrohung oder auch unbewusst durch passive Stressoren wie z. B. Lärm. Der Mechanismus ist immer derselbe! **Unser Körper reagiert so, als ob es ums nackte Überleben ginge: Flucht oder Angriff.** Dazu benötigt er ausreichend **Energie** in Form von Fettsäuren und Zucker. Man kann diesen Vorgang als ein arterhaltendes biochemisches «Stressgeschehen» bezeichnen.

Der Körper schüttet bei Stress **drei wichtige Hormone** aus, um der möglicherweise existenzbedrohenden Situation gewachsen zu sein: Das **Adrenalin** (oder auch Fluchthormon), das **Noradrenalin** (oder auch Angriffshormon). Beide **stimulieren den Kreislauf** und **schalten das Denken zugunsten vorprogrammierter Reflexhandlungen aus.** Das dritte Hormon ist das **Cortison,** das die **Blutgerinnung fördert** und die **Immunabwehr unterdrückt.** Diese Funktionen helfen uns im Kampf oder auf der Flucht beim Überleben. Alle körperlichen Vorgänge, die während einer derartigen Höchstleistung nicht unbedingt notwendig sind, bleiben inaktiv. Es ist dies z. B. die Verdauungs- und die Sexualfunktion. Liegt nun eine effektive Gefahr vor, so werden auch im Falle des aktiven Handelns, der Flucht beziehungsweise des Angriffes, die

Prophylaxe

mobilisierten «Energie-Stoffe» aufgebraucht. Kein Problem also.

In unserer Zivilisation, in unserem modernen Leben stehen **psychische Stressursachen** wie Konflikte am Arbeitsplatz und in der Beziehung, die meist über längere Zeit dauern, im Vordergrund. Als willkürlichen, provozierten Stress kann man denjenigen bezeichnen, der durch Filme, Fernsehen und Videos produziert wird. Dieser Stress führt meistens zu keiner aktiven körperlichen Reaktion. Auch durch unsere Umweltsituation, der wir meist schlecht entfliehen können, wird unser Körper fast pausenlos in Alarmbereitschaft gesetzt. Wir stehen also unter **Dauerstress**. Der sinnvolle, arterhaltende Überlebensmechanismus unseres Körpers bei tatsächlichen Gefahren ist heute zur eigentlichen **Selbst-Bedrohung** geworden. Unser Organismus ist durch diese Dauerbelastung überfordert. **Die mobilisierten, aber nicht gebrauchten Energien werden schliesslich im Körper abgelagert.** Zusammen mit der Verschiebung des Hormonhaushaltes kann es zu verschiedenen **gesundheitlichen Störungen** kommen: **Herzerkrankungen, Arteriosklerose, allgemeine Infektanfälligkeit, Stoffwechselstörungen, Magen- und Darmgeschwüre, erhöhte Krebsdisposition, Impotenz sowie Konzentrationsschwäche, Denkblockaden und psychische Störungen.** Es sei in diesem Zusammenhang auf das ausgezeichnete Buch von Frederic Vester: «Phänomen Stress»/DTV Sachbuch Nr. 1396, verwiesen.

Ein Ausweg aus dieser Sackgasse könnte sein: Sobald man die Stressituation realisiert, den **Stoffwechsel aktivieren,** z. B. durch ausgiebiges, erschöpfendes Rennen im Walde oder zuhause durch das Einhauen auf ein Kopfkissen oder eine Matratze, solange, bis wir uns besser fühlen, **bis sich der Energiestau (die Aggression, die Angst) gelöst hat.** Biochemisch betrachtet heisst dies, dass durch diese Aktivität die durch den Stress anfallenden Stoffwechselprodukte umgesetzt/abgebaut und nicht abgelagert werden wie im Falle der «Faust-im-Sack-machen» – und damit auch kein Gesundheitsrisiko mehr darstellen. Auch **Entspannungsübungen, autogenes Training, Meditation und Atemübungen** können bei Stress hilfreich sein und auch prophylaktisch wirken. **Tiefes Atmen ist bei Stress wichtig,** weil wir ja, bedingt durch die stressmässige Verkrampfung, zu wenig atmen und damit zu wenig Sauerstoff aufnehmen. Der Herzmuskel hat bei Stress einen stark erhöhten Sauerstoffbedarf. Im weiteren ist auch **Sexualität** hilfreich, um das durch Stress bedingte hormonelle Ungleichgewicht im Körper wieder zu harmonisieren. Aber auch die **richtige Ernährung** ist wichtig. Die Rede ist von der **Vollwerternährung,** die dem Körper alles gibt, was er braucht. Sie hat auch noch Reserven an Vitalstoffen, die sich bei Stress positiv auswirken können. Wir sind bei einer «richtigen Ernährung» generell weniger stressanfällig.

Indem wir bewusst **äusseren, stressauslösenden Situationen aus dem Weg gehen,** können wir natürlich das Risiko der Gesundheitsgefährdung auch etwas verringern, z. B. Verzicht auf laute Musik (in Discos) sowie auf Brutalo- und Horrorfilme. Sind wir am Arbeitsplatz stressgefährdet, so lassen wir wenigstens die Sorgen dort und nehmen sie nicht mit nach Hause. **Lernen wir also abzuschalten, Spannung und Entspannung in ein gesundes Verhältnis zu bringen.** Auch **ausreichend Schlaf** kann sich günstig auswirken. Solche Stressbewältigungs-Methoden sind gut, aber leider bloss **reaktiv.** Besser ist natürlich, das **Problem Stress in seiner Entstehung anzugehen,** ursächlich also, in unserem Denken und Fühlen, in unserer Ein-Stellung. Je positiver unsere Ein-Stellung zum Stress ist, desto weniger wird Stress zum Problem. Wir können dabei auch lernen, mit Druck umzugehen. Wenn es uns gelingt, **uns besser abzugrenzen,** dem Druck standzuhalten, «nein» zu sagen, den **Weg der Selbstbehauptung und Selbstverwirklichung** (und eben nicht der Fremdbestimmung) zu gehen, dann haben wir viel gewonnen. Wenn wir uns z. B. **gerne fordern lassen,** dann ist der **subjektiv empfundene**

Druck entsprechend kleiner, und wir sind weniger gestresst. Wir können so auch mehr leisten, was unser Selbstvertrauen stärkt. Noch besser ist natürlich, sich selbst aktiv zu fordern und nicht zu warten, bis wir von aussen gefordert werden. Dabei lohnt es sich, wenn wir uns immer ein bisschen mehr fordern, als wir glauben leisten zu können. Indem wir uns selbst fordern, haben wir meist auch schon eine positive Einstellung zum Druck.

Die **allerbeste Methode** jedoch – eine **wirkliche, ursächliche Stressprophylaxe,** damit es überhaupt nicht mehr zu Stress kommen muss – heisst schlicht und einfach: **Zufriedenheit und Glück!** Wie erreicht man dies (Persönlichkeitsebene)?

Finden wir unseren «Platz» auf dieser Erde, wo nur wir hingehören, wo wir alle unsere Stärken, unsere Qualitäten – unsere Einmaligkeit – leben können, sowohl beruflich als auch beziehungsmässig und ganz persönlich. ∎

Es gibt auch eine **spirituelle Ebene,** wo wir uns als Teil des **Ganzen fühlen** (Holismus) und Vertrauen in das Leben und die Welt haben dürfen. Sind wir in einem solchen Zustand, haben Angst und andere stressauslösende Faktoren keinen Platz mehr.

Diagnostische Möglichkeiten zur Prophylaxe

Es lohnt sich, anbahnende rheumatische Erkrankungen in den Anfängen zu erkennen, bevor es zu Funktionsbeeinträchtigungen und Schmerzen kommt und eventuell sogar nur noch krankheitsbegrenzende Massnahmen möglich sind.

Thermographie (Thermoregulationsdiagnostik): Die Messung (Sichtbarmachung) der Temperaturverteilung (Wärmehaushalt) im Körper lässt Rückschlüsse auf Durchblutungsstörungen (Entzündungen beziehungsweise Energieleere) zu, lange, bevor es zum Ausbruch einer Krankheit kommt.

Elektroakupunktur (nach Voll): zur Eruierung möglicher Herde/Störquellen im Körper, z. B. potentielle «Rheumafaktoren».

pH des Urins regelmässig kontrollieren (Indikatorstäbchen/-papier). Saurer Urin kann ein Indiz für die Entstehung einer Zivilisationskrankheit wie «Rheuma» sein. Sofort Gegenmassnahmen treffen: z. B. basische Nahrungsergänzung.

Untersuchung der Darmflora (mikrobiologische Diagnostik). Je nach Resultat, Ansiedlung gesundheitsfördernder Bakterienkulturen (Symbioselenkung).

Eventuell auch **Blutuntersuchung,** um allfällige Entzündungen ausfindig zu machen und zur Feststellung möglicher Rheumafaktoren (Antikörper).

Irisdiagnose: Jedes Organ hat im Auge eine entsprechende Reflexzone. Ein geübter Augendiagnostiker kann erebte oder erworbene Organschwächen und -schäden (z. B. Bindegewebsschwäche, Harnsäureablagerungen usw.) schon frühzeitig erkennen.

Parodontose (Zahnfleischschwund): Nach Dr. med. M. O. Bruker sind Parodontosen Frühsymptome degenerativer Bindegewebeveränderungen. Viele Arthrotiker litten offenbar schon vor ihrer Erkrankung an Parodontose.

Ernährung für Gesunde und Kranke (ohne Spezialdiät)

Ernährungsgrundsätze

Wir essen nur, wenn wir hungrig sind! Auf diese Weise werden auch die nötigen Verdauungsenzyme mobilisiert, die uns beim Abbau/Umbau der Nahrung behilflich sind. Andernfalls kann es zu Verdauungsstörungen kommen. Also nicht bloss essen, weil es 12 Uhr mittags ist, aus reiner Gewohnheit, sondern erst dann, wenn wir auch die nötige körperliche Arbeit geleistet haben, nach der sich dann das Hungergefühl einstellt.

Langsam und bewusst essen und sehr gut kauen, bis die Speise so zermahlen ist, dass sie wie eine Flüssigkeit hintergleitet. Gut gekaut, ist halb verdaut! Das intensive Kauen ist v. a. für die Kohlenhydrate (Getreide, Brot usw.) von grosser Wichtigkeit. Der Speichel enthält ein stärkespaltendes Enzym (Ptyalin), das im Gaumen bei der Verdauung hilft. Ist diese Vorverdauung unvollständig, bedeutet dies eine Mehrarbeit/Mehrbelastung für die Verdauungsorgane (Magen, Bauchspeicheldrüse, Zwölffingerdarm, Leber usw.).

Nur bis zirka 80 % der Sättigung essen, also dann aufhören, wenn unser Hunger noch nicht ganz gestillt ist. Wohl das grösste Übel unserer Zivilisation ist das masslose Essen. Weniger essen heisst, sich wohler fühlen (körperlich und geistig), voller Tatendrang sein und so mehr vom Leben zu haben. Bei vernünftigem Essen brauchen wir zudem weniger

Schlaf. Seien wir uns bewusst: **Jedes Zuviel belastet unseren Organismus.** Langsameres und bewusstes Kauen hilft uns, den Sättigungspunkt besser zu spüren und rechtzeitig mit dem Essen aufzuhören. Gerade Salate und rohes Gemüse – zu Beginn einer Mahlzeit genossen – unterstützen uns dabei, da die vielen Faserstoffe aufquellen und uns beim Essen bremsen.

Auf Nahrungsqualität achten. Nach Möglichkeit biologische beziehungsweise biologisch-dynamische Produkte konsumieren. Biologische Nahrung ist nicht nur geschmacksintensiver und länger haltbar, sondern auch gehaltvoller, vitalstoffreicher. Je besser die Qualität unserer Nahrung, desto weniger brauchen wir davon zu essen. Der Körper bekommt so in konzentrierter Form, was er benötigt. Wir wählen biologische Kost für uns, für unsere Gesundheit und natürlich auch für unsere Umwelt, mit der wir verbunden sind. (Mehr noch zum Qualitätsaspekt unserer Nahrung auf S. 219 ff.).

In grösseren Zeitabständen essen: Gönnen wir doch unserem Körper eine Erholung bis zum nächsten Mahl! Selbst wenn wir wenig essen, aber zwischendurch ständig naschen, so bedeutet das für unseren Organismus, dass er praktisch ununterbrochen arbeiten muss und so überstrapaziert wird (Dauer-Stress). Verzichten wir jedoch auf Zwischenmahlzeiten, lassen wir den Körper also 4-6 Stunden ruhen, so kann er regenerieren. Bei der nächsten Mahlzeit ist er dann wieder voll leistungsfähig.

Rohkost: Ein Teil der pflanzlichen Nahrung sollte in frischer, unerhitzter Form eingenommen werden. Wir haben so die Garantie, dass wir die wertvollen Inhaltsstoffe in ihrer ursprünglichen Form erhalten (Voraussetzung: gut gekaut!). Ausgezeichnet sind rohe Karotten, Randen, Fenchel, Sellerie, Salat und natürlich auch Früchte (jedoch nicht mischen). Es gibt praktisch kein Gemüse, das man nicht auch roh verzehren könnte. Ausnahmen: Kartoffeln und gewisse Hülsenfrüchte. Es empfiehlt sich, die Rohkost vor einer warmen

Hauptmahlzeit zu essen, da zum einen die Verdauungssäfte noch besser fliessen und zum anderen, bedingt durch die quellenden Faserstoffe, ein natürlicher Sättigungsdruck entwickelt wird, sodass wir auch weniger von der Hauptspeise essen. Die Rohkost hilft auch, ein gutes Milieu für eine gesunde Darmflora zu schaffen und verschlechtert umgekehrt die Wachstumsbedingungen für schädliche, fäulniserregende Darmbakterien. Grundsätzlich brauchen wir umso mehr Rohkost, je kränker wir sind, denn Rohkost ist ausgesprochen vitalisierend. Gerade wegen ihrer vitalisierenden Wirkung empfiehlt es sich, die Rohkost in der ersten Tageshälfte (morgens und mittags) einzunehmen. (mehr Informationen zur Rohkost S. 178 ff.).

Charakterisierung unserer Zivilisationskost: zu viel (das Mass ist die Mutter aller Dinge!), **zu süss** (Zucker!), **zu raffiniert** (Weissmehle und Fertigprodukte), **zu fettig** (tierische Fette), **zu eiweissreich** (Fleisch, Fisch, Eier), **zu säureüberschüssig, zu ballaststoffarm, zu salzig** (Kochsalz). Wer das Risiko von Zivilisationskrankheiten wie Herz-Kreislauf-Leiden, Diabetes, Übergewicht, Verdauungsstörungen, Allergien, Krebs und eben auch von «Rheuma» verringern will, meide in erster Linie unsere Zivilisationskost.

Tierische Fette durch hochwertige kaltgepresste und schonend gepresste pflanzliche Öle ersetzen. Tierische Fette enthalten hauptsächlich gesättigte Fettsäuren, die zu Ablagerungen führen (Gefahr von Arteriosklerose und Herz-Kreislaufbeschwerden) und dick machen. Demgegenüber enthalten die meisten Pflanzenöle hochungesättigte Fettsäuren wie z. B. die Linolsäure (essentiell), auf die unser Organismus angewiesen ist, da er diese nicht selbst synthetisieren kann. Von den Mittelmeervölkern, die vorwiegend und viel Olivenöl verwenden, ist bekannt, dass sie weniger Herz-Kreislaufprobleme haben. Durch chemische Zusätze und durch Hitze gewonnene pflanzliche Öle (höhere Ausbeute) verlieren einen grossen Teil der wertvollen hochungesättigten Fettsäuren und können zudem chemische Rückstände aufweisen. Kaltgepresste und schonend gepresste (biologische) Pflanzenöle sind reich an hochungesättigten Fettsäuren. An erster Stelle steht hier das **Leinöl**. Diese wertvollen Öle sollten weder dem Licht (lichtundurchlässige Flasche) noch dem Sauerstoff (Vakuumzapfen), noch der Hitze (Kühlschrank) ausgesetzt werden, ansonsten sie eine Qualitätseinbusse erleiden können. Licht und Sauerstoff können zur Bildung schädlicher Radikale führen (Radikale siehe S. 34).

Raffinierte oder synthetische Süssstoffe durch natürliche ersetzen. Oder noch besser, ganz darauf verzichten. Achtung: viele Produkte enthalten versteckten Zucker! Ein guter Ersatz sind: Vollrohrzucker («Sucanat» u. a.), Birnendicksaft («Birnel»), Rübenzucker, reiner Ahornsirup, Gerstenmalzextrakt, guter, kaltgeschleuderter Honig, süsse Trockenfrüchte (Feigen, Datteln, Rosinen, Sultaninen usw.). Wenn wir wieder zum natürlichen Geschmack zurückgefunden haben, bekommen wir ein neues Verhältnis zu «Süsse», d. h. wir haben automatisch weniger Verlangen nach Süssem. Gekaufte Süssigkeiten (Desserts, Gebäck, Konfitüren usw.) empfinden wir dann in den meisten Fällen als zu süss, eintönig, geschmacksarm.

Frische Nahrung schonend behandeln, keine raffinierten Produkte verwenden: Wenn wir bedenken, wie schnell wertvolle Inhaltsstoffe (z. B. Vitamine) bei der geringsten Veränderung wie dem Zerkleinern, Stehenlassen, Erhitzen usw. verloren gehen und verändert werden können, so scheint die Forderung nach naturnaher Nahrung berechtigt zu sein. Auszugsmehle verlieren bei der Herstellung beispielsweise mehr als die Hälfte der ursprünglich vorhandenen Vitamine und Mineralstoffe. Wir wollen doch wert-volle, gehaltvolle Nahrung geniessen, die unsere Gesundheit erhält und sie fördert und uns Kraft gibt, statt uns diese zu rauben (siehe auch Qualität, S. 219 ff.). Beim Gemüse führt das zu lange und unsachgemässe Kochen in unnötig viel Wasser, das anschliessend weggeschüttet wird, zu einem grossen Verlust von basischen Mineralsalzen und wasserlöslichen Vitaminen. Besser: schonendes Garen im eigenen Saft oder über Dampf.

So einfach wie möglich essen. Zuviel Verschiedenes innerhalb einer Mahlzeit kann zu Verdauungs- und Resorptionsstörungen führen. Von Mahlzeit zu Mahlzeit jedoch abwechslungsreich essen! (Siehe unten).

Tierisches Eiweiss und Kohlehydrate nicht in derselben Mahlzeit einnehmen (siehe **Hay'sche Trennkost,** S. 174 ff.). Diese Forderung gilt v. a. für Leute, die Verdauungsprobleme haben, sich nach einer Mahlzeit entkräftet fühlen oder Mühe haben mit dem Abnehmen.

Am Abend auf tierisches Eiweiss verzichten und allgemein wenig essen. Mit einem unbelasteten Magen schlafen wir besser. Volksmund: «Iss morgens wie ein König, abends wie ein Bettler» (siehe Organuhr, S. 164 f.).

Zum Frühstück Frischkornbrei: er wirkt stärkend, sättigend und verbessert die Konzentration (Blutzuckerspiegel während langer Zeit konstant). Wie der Name «Frischkornbrei» verrät, ist es sinnvoll, diesen jedesmal frisch zuzubereiten, um alle vitalisierenden Kräfte voll nutzen zu können. Es empfiehlt sich also, das Getreide am Vorabend grob zu schroten oder durch eine Flockenquetsche zu lassen und es dann zugedeckt, mit etwas Zitronensaft (als Oxidationsschutz) und soviel Wasser, dass dieses gerade aufgesogen werden kann, über Nacht quellen zu lassen (eventuell auch in den Kühlschrank stellen). Genauso vitalisierend und noch leichter verdaulich kann ein «Früchte-Zmorge» sein, da Früchte grosse Vitaminspender sind und allgemein relativ leicht und schnell abgebaut werden (siehe Verdauungszeiten S. 167). Unsere Verdauungskraft kommt nämlich in den Morgenstunden erst langsam zum Erwachen und läuft erst zur Mittagszeit auf Hochtouren.

«Auf genügend Flüssigkeitszufuhr achten, ca. 2-3 Liter in Form von (heissem) Wasser, Kräutertee oder auch zum Teil in Form von Fruchtsäften (Menge abhängig von der Nahrungswahl und dem Körpergewicht). Nicht zum Essen trinken, sondern vorher oder einige Zeit danach (weitere Ausführungen S. 186).

Individuelle Unterschiede auch in der Ernährung beachten. Die Verdaulichkeit der einzelnen Nahrungsmittel wie auch die Stoffausnützung (Resorption und Assimilation) ist von Mensch zu Mensch verschieden. Der erste hat z. B. einen erhöhten Grundumsatz und braucht deshalb mehr Nahrung als der andere, der zweite hat eine so gute Stoffausnützung, dass sich schon eine relativ geringe Kalorienzufuhr im Gewicht niederschlägt und beim dritten ist die Aktivität gewisser Verdauungsenzyme reduziert, weshalb er verhältnismässig mehr Lebensmittel braucht, um ernährt zu sein usw. **Wir sind also nicht nur geistig-seelisch einzigartig, sondern auch biochemisch.** Darum sollten wir vermehrt auf unsere **natürlichen «Gelüste»** eingehen. Dies funktioniert allerdings bei zuckerhaltigen Speisen und Industrienahrung nicht. Sie haben durch Zusatzstoffe, vor allem Geschmacksverstärker und Salz, ihre Natürlichkeit eingebüsst. Haben wir aber z. B. Lust auf einen Apfel, so besteht offenbar auch ein physiologisches Bedürfnis. Wir sollten aber auch das Gegenteil akzeptieren – ein Ekel vor einem bestimmten Nahrungs-/Lebensmittel hat seinen Grund.

Beachten wir auch den Rahmen bei der Nahrungsaufnahme. Machen wir aus jeder Mahlzeit ein kleines Fest! Finden wir wieder zu wahrer Esskultur zurück! Auch die optischen Reize (Ästhetik, Farbkompositionen usw.) regen die Produktion der Verdauungssäfte im Körper an. Investieren wir Zeit und Musse in unser Essen, das uns am Leben erhält und belebt – als Ausdruck der Wertschätzung der Nahrung und uns gegenüber. «Vergessen» wir bei einem so würdevollen Anlass die Sorgen und Probleme sowie den gesamten Alltagsstress. Sie erschweren die Verdauungs- und Resorptionsarbeit und wirken sich kontraproduktiv aus.

Die **Freude am Essen** ist ebenso wichtig wie die Qualität der eingenommenen Nahrung. Die «beste» Nahrung bringt uns nichts, wenn wir sie mit negativen Gedanken und negativen Gefühlen verzehren. Umgekehrt können wir auch eine «entwertete» Nahrung aufwerten, wenn wir sie freudvoll (lustvoll) essen. Ein schlechtes Gewissen oder gar Schuldgefühle zu haben bei einer Abweichungen zu dem, was wir als gesund erachten, ist in doppelter Hinsicht kontraproduktiv.

Säure-Basen-Gleichgewicht

Um das Säure-Basen-Gleichgewicht besser zu verstehen, ist es angebracht, zuerst einmal den Begriff **«Stoffwechsel»** zu erklären. «Stoffwechsel» nennt man das gesamte biochemische Geschehen zwischen Nahrungsaufnahme einerseits und Ausscheidung andererseits. Dazu zählen alle Veränderungen, die die Nahrung im Körper erfährt, angefangen bei der Zerkleinerung im Mund, der Vorverdauung durch den Speichel (Kohlenhydrate) und dem weiteren Aufschluss der Nahrung durch die Verdauungssäfte von Magen, Galle und Darm bis zu den Aufbau- und Betriebsstoffen. Diese werden vor allem im Dünndarm in die Blutkapillaren der Darmwand aufgenommen (resorbiert) und gelangen so zu den Zellen des Körpers. In den Zellen werden die Betriebsstoffe zur Energiegewinnung weiter abgebaut («verbrannt» beziehungsweise oxidiert) während die Aufbaustoffe (z. T. umgebaute Ausgangsstoffe) an Stelle alter Bestandteile eingefügt werden. Die Körperbausteine unterliegen einem ständigen Umwandlungsprozess von Abbau, Umbau und Neuaufbau. Ausser der flüchtigen Kohlensäure entstehen im Stoffwechsel diverse Säuren, die zuerst mit basischen Elementen komplexiert, d. h. neutralisiert werden müssen, damit sie überhaupt ausgeschieden werden können. Harnsäure beispielsweise wird in Form von neutralen Salzen der Harnsäure ausgeschieden. Je mehr Säuren nun im Stoffwechsel gebildet werden, desto mehr Basen (basische Mineralsalze) müssen auch bereitgestellt werden.

Für das Aufrechterhalten aller Zellfunktionen und Lebensprozesse braucht unser Organismus ein bestimmtes Verhältnis von Säuren und Basen in seinen Körpersäften (extrazelluläre Flüssigkeit oder Grundsystem, Blut und Lymphe), die einem **pH-Wert von 7,4 entsprechen.** Der pH-Wert ist der Massstab für die jeweils vorhandene Wasserstoff-Ionenkonzentration (Säurestärke beziehungsweise Basizität) einer Flüssigkeit, wobei die Werte von 0 bis 14 gehen. Wasser hat beispielsweise einen neutralen pH, d. h. einen pH-Wert von 7. Ist der pH-Wert grösser als 7, so ist die Lösung basisch (alkalisch) und wird um so basischer (kleinere Wasserstoff-Ionenkonzentration), je höher der pH-Wert ist. Umgekehrt ist die Lösung umso saurer, je kleiner der pH-Wert ist (grössere Wasserstoff-Ionenkonzentration). Zum besseren Verständnis dient folgende Erklärung: Eine Verschiebung auf der pH-Skala um eine Einheit, also beispielsweise von 7 auf 6, bedeutet, dass bei pH 6 10mal mehr Wasserstoff-Ionen vorhanden sind als bei pH 7 (die Lösung also 10mal saurer beziehungsweise 10mal weniger basisch ist als vorher). Bei einer Verschiebung um 2 pH-Einheiten entspricht dies einem Faktor 100, da ein logarithmischer Zusammenhang zwischen dem pH und der Wasserstoffionen-Konzentration besteht. Somit verstehen wir auch, dass schon kleine pH-Veränderungen verheerende Auswirkungen auf unseren Körper haben können.

Unsere Blutflüssigkeit liegt leicht im basischen Bereich bei pH 7,4. Selbst kleinste Abweichungen von diesem «Soll-Wert» sind gefährlich und Ausdruck einer Stoffwechselentgleisung, was letztlich Krankheit bedeutet. ■

Die für unsere Gesundheit so wichtige **pH-Konstanz** von 7,4 wird von unserem Körper durch ein **Regulationssystem** gewährleistet. Dieses besteht aus einer Sofortregulation durch chemische **Puffersubstanzen** im Blut, die Säuren- und Basenüberschüsse neutralisieren können. Zusätzlich verfügt der Körper über eine physiologische Regulierung durch die **Atmung** (Abatmung von Kohlensäure durch die Lunge) und eine **Ausscheidung**. Diese erfolgt einerseits im Vorfeld des Stoffwechsels durch den **Darm** und andererseits durch selektive Ausscheidung beziehungsweise Zurückhaltung von Säuren oder Basen durch die **Nieren**. Auch die Ausscheidung von Schweiss über die **Haut** trägt zur Aufrechterhaltung des Säure-Basen-Gleichgewichts bei. Die meisten dieser Prozesse stehen direkt mit unserem **Kreislauf** in Verbindung, der für den Fluss des Blutes und dadurch für den Stoffaustausch mit den Zellen sorgt. Über das Blut werden nämlich Sauerstoff, Nähr- und Wirkstoffe zu den Zellen gebracht und Stoffwechselendprodukte zu den Ausscheidungsorganen transportiert. Der Kreislauf wiederum ist abhängig von unserer **Bewegung**. Also kann auch mangelnde Bewegung, was gleichbedeutend ist mit verminderter Durchblutung, mitverantwortlich sein für Störungen in unserem Säure-Basen-Gleichgewicht.

Ist nun das **Regulationssystem überfordert,** ist unser Säure-Basen-Gleichgewicht nachhaltig gestört, so kann der pH-Wert nicht mehr konstant bei 7,4 gehalten werden. Es kann je nach dem eine **Azidose (Säureüberschuss** zuerst im Gewebe und in den Organen und erst zuletzt im Blut) oder seltener auch eine Alkalose (Basenüberschuss) entstehen.

Eine Azidose kann beispielsweise durch eine **ungenügende Tätigkeit der Nieren** (zuwenig Säure-Ausscheidung, unter Umständen auch durch zuwenig Flüssigkeitsaufnahme), durch einen Verlust alkalischer Substanzen über den Stuhl **(Durchfall)** oder durch **Erbrechen** wie auch durch **Lungenerkrankung** (mangelnde Ausatmung von CO_2) ausgelöst werden. Aber auch bestimmte Allergien, chronische Bronchitis und Entzündungen können zu einer Azidose führen. Im weiteren kommt es zu einer Azidose auch bei Hungerzuständen, Stress, starker seelischer Erregung (Schock), Diabetes und bei einer übermässigen Produktion von Magensäure.

Säuren können aufgrund ihres **aggressiven Charakters** die Gewebe reizen, Entzündungen hervorrufen und die Schleimhäute verletzen, was den natürlichen Schutz der Darmschleimhaut vermindert. Stoffwechselbedingte Abfallstoffe und auch Krankheitskeime haben so ein leichteres Spiel, durch die verletzte Schleimhaut einzudringen und den Körper zu vergiften (Selbstvergiftung).

Die folgenschwerste Auswirkung einer Azidose besteht in der Beeinträchtigung unseres Zentralnervensystems. Eine Azidose in fortgeschrittenem Stadium kann zu einer verminderten Herzmuskelkontraktion, einer Verlangsamung des Pulses und einer Abnahme des Gefässwiderstandes führen, was einen Blutdruckabfall zur Folge hat. Sinkt der pH-Wert des Blutes unter ca. 7.2, führt dies zum Verlust der Orientierung, zu Koma und schliesslich zum Tod.

Bei einer Azidose sind die Calcium-Verluste (Calcium = Säure-neutralisierende Elemente) über die Nieren beträchtlich. Da das Skelettsystem (inklusive Zähne) unsere wichtigste Calcium-Bank ist, können so Osteoporose wie auch Karies begünstigt werden.

Sogar das Immunsystem kann durch einen übersäuerten Körper negativ beeinflusst werden (z. B. häufigeres Auftreten von grippalen Infekten). Eine Körperübersäuerung begünstigt – wie schon erwähnt – entzündliche Zustände im Darm-, aber auch im Nieren-Blasen-Bereich sowie die Prostata.

Das gestörte Säuren-Basen-Gleichgewicht bei der Azidose kann im weiteren zu einem **Salzsäureüberschuss im Magen** mit chronischen Entzündungszuständen der Magenschleimhaut und des Zwölffingerdarms sowie zu einem Magen- oder Zwölffingerdarmgeschwür führen. Dauert der Entzündungszustand an, so kann es auch zu einer irreversiblen Schädigung der Belegzellen der Magenschleimhaut kommen und damit umgekehrt zu einem **chronischen Salzsäuremangel** im Magen. Dadurch wird auch die weitere Bildung des basischen Natriumbicarbonat, das die im Stoffwechsel anfallenden Säuren neutralisieren könnte, mehr oder weniger stark eingeschränkt, und dies führt zur **krankhaften Anhäufung von säureüberschüssigen Stoffwechselschlacken im Gewebe.**

Allgemein kann gesagt werden, dass eine Übersäuerung sich zuerst als örtliche Gewebeazidose zeigt und dann schliesslich auch das gesamte Grundgewebe erfassen kann, bevor sie sich im Blut niederschlägt. Das gesamte **Bindegewebe,** aber auch Muskeln, Sehnen, Nerven und sogar Knochen und Organe können quasi **als Zwischenlager der im Stoffwechsel anfallenden Säuren** dienen. Durch ein solches Herausziehen der Säuren aus dem Blutkreislauf bleibt das Blut im Säure-Basen-Gleichgewicht, was ja für ein optimales Funktionieren aller Körperfunktionen unbedingt notwendig ist. Auch die **Steinbildung** (Nieren-, Blasen-, Gallensteine) kann in diesem Licht gesehen werden. Sie ist eine Notmassnahme des Organismus.

Die sauren Ablagerungen leisten verschiedenen Stoffwechselleiden wie dem Rheumatismus in all seinen Formen Vorschub. Auch werden Leber-, Nieren-, Magen-, Herz-Kreislauf-Störungen, Diabetes, Krebs usw. begünstigt.

Infolge lokaler Säureüberschüsse im Gewebe kommt es auch oft zu **Durchblutungsstörungen,** das heisst, dass die laufend gebildeten Säuren noch weniger gut abtransportiert und damit noch länger zur Übersäuerung beitragen können – auch **ein Teufelskreis!**

Erst durch Bindung an basische Mineralsalze werden die im Bindegewebe deponierten säureüberschüssigen Ablagerungen harnfähig gemacht. Dies ist am besten durch eine gezielte basenüberschüssige Ernährung beziehungsweise durch basische Mineralstoffe als Nahrungsergänzung zu erreichen. ■

Wohl die häufigste Ursache einer Azidose (neben den erwähnten physiologischen Faktoren) ist unsere heutige Zivilisationskost. ■

Unsere Zivilisationskost besteht mehrheitlich aus **säurebildender Nahrung** in Form von Fleisch-Fisch-Eiern (Harnsäure, Proteine und Fette), entwerteten Produkten wie raffiniertem Zucker, Weissmehl und daraus hergestellten Produkten sowie gehärteten Fetten. Auch Nahrungsmittel aus konventionellem Anbau (meistens mit Stickstoff-Überdüngung) können arm sein an basischen Mineralstoffen und Spurenelementen. Zusätzlich entwertend (demineralisierend und devitaminisierend) und dadurch potentiell übersäuernd wirken auch viele unserer Nahrungs-Zubereitungsverfahren: das Weggiessen des mineralstoffreichen Kochwassers vom Gemüse oder Getreide, das Schälen von Früchten und Gemüse und die allgemeine «Veredelung» der Nahrungsmittel. **Chemische Zusatzstoffe** in unserer Nahrung können zu einer Überforderung des biochemischen Regulationssystems im Körper führen. Bekannt ist ferner, dass ein **Überkonsum von Medikamenten** zu einem sauren Milieu führen kann.

Die **tierische Nahrung** (Fleisch, Fisch, Eier) ist in dreierlei Hinsicht säuernd: 1. als Träger von **Purinen,** die im Stoffwechselabbau zu **Harnsäure** führen. 2. als Träger von **Proteinen,** die bei Überkonsum zu **Harnstoff** abgebaut werden. Dieser veranlasst die Nieren, zu viel Wasser auszuscheiden – zusammen mit basischen (alkalischen) Mineralstoffen. 3. als Träger von **Fetten.** Ein Zuviel an gesättigten Fettsäuren, wie sie in Fleisch, Fisch, Eiern, aber auch in Milchprodukten vorkommen, **verstopfen die Kapillaren,** was die Versorgung der Zellen mit Nährsubstanzen und Sauerstoff behindert. Resultat: Absterben der Zellen am Ende der verstopften Kapillaren, wobei der Abbau der toten Zellen zu einer weiteren Übersäuerung der Körperflüssigkeiten führt.

Wie bereits erwähnt, sind aber nicht bloss die tierischen Produkte für unsere Übersäuerung verantwortlich. Unsere **raffinierte Kost,** d. h. eine denaturierte oder sonstwie entwertete Nahrung, bestehend aus weissem Zucker, Weissmehl und vielen Fertigprodukten, in der oft die für unsere Gesundheit nötigen Vitalstoffe (u. a. auch basenbildende Mineralstoffe) fehlen, sind nicht minder verantwortlich für unsere fortschreitende Übersäuerung. Der Zusammenhang ist folgender: Der **Stoffwechsel** besteht aus einer Kette nacheinander ablaufender, ab-, um- und aufbauender Reaktionen. Das Endprodukt der einen Umwandlung ist dabei jeweils das Ausgangsprodukt der nächsten Umwandlung. Jeder dieser Umwandlungsschritte wird durch ein spezifisches Enzym (Biokatalysator) und gewisse (Co-)Faktoren katalysiert. **Die gebildeten Zwischenprodukte sind nun aber meistens organische Säuren.** Solche Stoffwechsel-Säuren können sich dann akkumulieren und somit zu einer partiellen Übersäuerung beitragen, wenn beispielsweise ein Teilschritt blockiert oder verlangsamt wird. Dies kann durch das Fehlen von Mineralstoffen und Vitaminen geschehen, welche oft als Aktivatoren oder Co-Aktivatoren der Enzyme zugegen sein müssen, damit diese ihre volle Wirksamkeit entfalten können. Damit erklärt sich, weshalb unsere vitamin- und mineralstoffarme Zivilisationskost zu einer Übersäuerung beitragen kann. Zur Anhäufung eines sauren Zwischenproduktes kommt es immer vor einem zu langsam arbeitenden Kettenglied.

Die Übersäuerungswirkung des weissen Zuckers (Glukose) und vieler raffinierter Produkte lässt sich auch folgendermassen erklären: Komplexe Kohlenhydrate, wie sie z. B. im Getreide vorliegen, brauchen einige Zeit, bis sie im Verdauungstrakt zu einfachen Kohlenhydraten (Glukose) abgebaut sind und diese schliesslich als wichtige Energiequelle in die Zellen aufgenommen werden. Werden nun aber einfache Kohlenhydrate in Form von Süssigkeiten (Schokolade, Schleckereien, Zucker usw.) gegessen, so können diese sofort resorbiert, also ins Blut aufgenommen werden. Dies führt zu einem unverhältnismässig hohen Glukosespiegel in den Körperzellen (im Verhältnis zum vorhandenen Sauerstoff und den nötigen Co-Faktoren), was zu unvollständiger Verbrennung (anaerober Abbau) und dadurch zu vielen organischen Säuren führt.

Damit die unphysiologisch angehäuften Säuren über die Nieren ausgeschieden werden können, braucht es genügend mobile Alkalireserven im Blut (aber auch im Bindegewebe), welche die Säuren neutralisieren. Dem Körper wird also von seinen **eigenen basischen Mineralsalzen, den Calcium-, Kalium-, Magnesium- und Natrium-Reserven,** die nötige Menge entzogen. Er muss sie wieder durch Basenelemente aus der Nahrung ersetzen.

Der Stoffwechselablauf muss also auch immer sicherstellen, dass nach jeder Nahrungsaufnahme und den sich daraus ergebenden Veränderungen in der Zusammensetzung von Blut und Körpersäften wieder normale, d. h. konstante Verhältnisse hergestellt werden. Man spricht in diesem Zusammenhang von einem **Fliessgleichgewicht,** wobei der im Blut vorhandene Gehalt an Elektrolyten (elektrisch geladene Teilchen wie z. B. Natrium-, Kalium-, Calcium-, Chlorid-Ionen), Wasser, Zucker, Fett und Eiweiss dauernd reguliert, d. h. je nach dem erhöht oder gesenkt werden muss.

Fehlen nun aber diese mobilen alkalischen Vorräte im Blut – dies ist bei einer säurebetonten Kost die Regel, da die Mineralstoffe schon längst aufgebraucht worden sind beziehungsweise nicht mehr laufend ersetzt werden, wie es bei einer vollwertigen Ernährung der Fall ist -, muss der Organismus auch auf die grösste «feste» alkalische Mineralstoff-Reserve zurückgreifen, nämlich vor allem auf das Calcium des Skelettes. Aus diesem Grund kann man Zucker und Weissmehlprodukte direkt als **«Basenräuber»** bezeichnen. Übrigens konnte Prof. Dr. med. A. Katase (Pathologisches Institut in Osaka, Japan, 1934) in Tierversuchen zeigen, dass schon kleine Dosen von Zucker zu schweren Knochenschäden führen (poröse Knochen durch Kalkauslaugung). Möglicherweise ist der zu grosse Zuckerkonsum vieler Kinder auch für deren schmächtigen Körperbau verantwortlich. Kinder, die viel Süssigkeiten essen, sind körperlich oft auch schwach beziehungsweise krankheitsanfällig. 70 % unserer Schulkinder leiden an einem **Vitamin B1-Mangel** (die Folge sind Konzentrationsmangel und Gedächtnisschwäche). Er hängt höchstwahrscheinlich auch mit dem übermässigen Zuckerkonsum zusammen. Dieses Vitamin wird beim Abbau des Zuckers benötigt. Nach Untersuchungen von Dr. Katase (Osaka, 1948) führen bereits 5 g (!) Zucker bei einem 25 kg schweren Kind beziehungsweise 8,5 g Zucker bei einem Körpergewicht von 40 kg zu einer Übersäuerung.

Wie wir gesehen haben, müssen wir also nicht unbedingt Fleischesser sein, um uns zu übersäuern. Eine rein vegetarische Diät ist also noch keine Garantie für einen ausgeglichenen Säure-Basen-Haushalt, wenn die Nahrung nicht ausgewogen und vollwertig ist! Im naturbelassenen Vollkornprodukt wie auch im nicht erhitzten Gemüse und in den Früchten sind alle für den Abbau nötigen Stoffe vorhanden. Die Vollwertprodukte enthalten die nötigen basischen Mineralsalze. Der davon nicht benötigte Anteil kann direkt zum Wiederauffüllen der Alkali-Reserven im Blut und im Gewebe dienen.

Je vollwertiger die Ernährung, desto ausgeglichener ist die Säure-Basen-Bilanz! ∎

Ob ein Nahrungsmittel säure- oder basenüberschüssig ist, hängt nicht von dessen ursprünglichem Gehalt an Säuren beziehungsweise Basen ab, sondern vom entsprechenden Stoffwechsel (Abbau, Umbau, Neuaufbau). ■

So sind zwar **Früchte** mit ihren Fruchtsäuren eindeutig sauer. Diese organischen Fruchtsäuren (Zitronensäure, Apfelsäure, Weinsäure usw.) unterliegen jedoch bei normaler Stoffwechsellage einem oxidativen Abbauprozess, welcher zu Kohlendioxid (CO_2) und Wasser (H_2O) führt. Diese werden ausgeatmet oder ausgeschieden. Durch den grossen Anteil zurückbleibender basenbildender Mineralstoffe (Kalium, Natrium, Calcium, Magnesium) sind die Früchte im Endeffekt sogar basenüberschüssig. Aber auch hier ist «das Mass die Mutter aller Dinge». Bei Leuten mit einer Stoffwechselschwäche können die säurehaltigen Früchte und natürlich im besonderen die sauren, unreifen Früchte, die einen noch höheren Säuregrad aufweisen als ausgereifte Früchte, zu einem gesundheitlichen Problem führen.

Auch milchsäurehaltige Nahrungsmittel unterliegen im Normalfall einem solchen Abbauprozess und treten demnach nicht als Säuren in Erscheinung.

Einzelne säureüberschüssige Mahlzeiten sind gewiss noch kein Drama und führen auch nicht gleich zu gravierenden gesundheitlichen Störungen bis hin zu Rheumatismus, Gicht, Osteoporose, Diabetes, Herz-Kreislauf-Störungen, Krebs usw. Die Entwicklung dieser Krankheiten braucht Zeit. Sie sind das Ergebnis jahrelanger (ernährungsbedingter) Übersäuerung unseres Körpers, bedingt durch unsere unausgewogene Kost. Um dieser verhängnisvollen Entwicklung entgegenzusteuern, empfiehlt es sich, frühzeitig den **Säure-Basen-Haushalt zu kontrollieren.** Befinden wir uns bereits in einer «Gefahrenzone», oder bewegen wir uns noch innerhalb der Toleranzgrenze?

Der pH-Wert unseres Urins ist der Gradmesser einer Übersäuerung.

Ist der Körper gesund, gut ernährt und Säure-Basen-mässig ausgeglichen, so ist der pH des Urins etwa der gleiche wie der des Blutes, also ca. 7,4. Während der Nacht (Ruhephase) werden vermehrt saure Abfallprodukte ausgeschieden, weshalb der Morgenurin nicht unbedingt repräsentativ ist. Ist jedoch auch der pH-Wert des 2. und 3. Urins immer noch sauer, d. h. kleiner als 7, so sollten wir etwas unternehmen, um langfristig nicht ernsthaft krank zu werden. Einzelne Schwankungen im sauren Bereich sind jedoch noch nicht alarmierend.

Der **pH-Wert des Urins** lässt sich leicht bestimmen mit Indikatorstäbchen oder Indikatorpapier, die sich je nach Säuregrad beziehungsweise Basizität des Urins verfärben. **Unserer Gesundheit zuliebe sollten wir vorsorglich periodisch den Säurezustand unseres Urins kontrollieren.** Ein Hinweis aus dem Tierreich: «Pflanzenfresser»-Urin ist immer alkalisch! «Fleischfresser»-Urin ist immer sauer!

Was können wir nun von der Ernährung her tun, um dieses Säure-Basen-Gleichgewicht zu stabilisieren? Wenn wir abwechslungsreich und vollwertig essen, haben wir immer ein Gemisch von säurebildenden und basenbildenden Nahrungsmitteln, die sich je nach dem die Waage halten und einer Übersäuerung vorbeugen. Wollen wir aber sicher sein, dass alle säurehaltigen und säurebildenden Nahrungsmittel durch einen genügend grossen Anteil Basenbildner abgefangen, d. h. neutralisiert werden, so ist folgende Regel einzuhalten: **Unsere tägliche Nahrung sollte** - entsprechend der Zusammensetzung des Blutes (1/5 Säuren, 4/5 Basen) – eindeutig **basenüberschüssig sein.** Bei unserer Zivilisationskost ist es aber gerade umgekehrt: **Durch den Überkonsum von fettreichen tierischen Produkten (Eiweisse, Purine, Fette) und**

von raffinierten entwerteten Nahrungsmitteln ist der säurebildende Anteil 4mal grösser als der basenbildende. Das Verhältnis sollte analog der Zusammensetzung des Blutes gerade umgekehrt sein: 80% alkalische beziehungsweise basenbildende Nahrung und nur 20% säurebildende Nahrung. Als ein Vorreiter dieser basenbetonten Kost gilt, neben dem amerikanischen Arzt Dr. Howard Hay, der kanadische Arzt Dr. med. Robert G. Jackson «Nie mehr krank sein», der mit dieser Ernährung sich selbst und viele Patienten von sogenannten unheilbaren Zivilisationskrankheiten heilen konnte. Aber auch Dr. med. Bircher-Benner hat mit seinen gezielten Rohkost-Diäten, die eindeutig basenüberschüssig sind und mit denen er schwerste Krankheiten ursächlich heilen konnte (er hat auch viele Rheumatiker von ihrem Leiden befreit), einen Akzent in Richtung **basenbetonter Heilkost** gesetzt. Nach Dr. Ragnar Berg, ebenfalls ein Ernährungswissenschafter, sollten sogar 7 Basen-Einheiten zur Verfügung stehen, um 1 Säure-Einheit wirksam zu neutralisieren. Konkret hiesse dies: zum Ausgleich einer bestimmten Fleischmenge ist das siebenfache Gewicht an Gemüse erforderlich!

Damit das Säure-Basen-Gleichgewicht erhalten bleibt, ohne dass unser Organismus zu Notmassnahmen greifen muss, die den Körper langfristig gesehen schädigen, empfiehlt sich also, die nachfolgenden **typischen Basenbildner** bevorzugt zu konsumieren:

— **Früchte** und **Fruchtsäfte** sind allgemein die besten Basenträger. **Feigen** sind neben **Aprikosen** und **Rosinen** die basischsten Früchte. Achtung: saure Früchte und säurehaltige Nahrungsmittel können im Falle von Stoffwechselstörungen (nur schlecht funktionierender Säureabbau) auch problematisch sein. Bei solchen Störungen müssen deshalb auch alle säurehaltigen Nahrungsmittel gemieden werden (pH-Test des Urins beziehungsweise auf seinen Körper «hören»). Bei Zitrusfrüchten ist im Winter generell Vorsicht geboten: Auch bei normaler Stoffwechsellage

können die sauren Früchte in der kalten Jahreszeit schlechter metabolisiert werden als im Sommer.
- **Gemüse** ist allgemein basenüberschüssig, kann jedoch säuernd wirken, wenn es im Wasser gekocht und die wasserlöslichen Mineralstoffe mit dem Kochwasser weggegossen werden. Wenn man schon diese Kochmethode anwendet (besser ist Dünsten oder über Dampf kochen), dann sollte man das Kochwasser für eine Suppe oder als Getränk verwerten. Noch besser ist allerdings, das Gemüse roh zu essen. Im weiteren gilt: je frischer das Gemüse, desto basischer ist es!
- **Wurzelgemüse.** Speziell basenüberschüssig sind **schwarzer Rettich, Zwiebeln, Knoblauch**

Ausnahmen: säureüberschüssig sind Rosenkohl, Spargeln, Artischocken. Aber auch diese sind kein Problem, wenn wir sie zusammen mit basenüberschüssigen Nahrungsmitteln kombinieren
- **Gewürzkräuter**
- **Algen** (Meeresgemüse) figurieren an oberster Stelle der Basenbildner
- **Kartoffeln** (Calcium- und Kalium-Quelle!)
- **Kastanien**
- **Steinpilze**
- **Eierschwämme**
- **Mandeln**
- **Paranüsse**
- **grüne Oliven**
- **Hefe**
- **Sojabohnen und Kichererbsen** (alle anderen Hülsenfrüchte oder Leguminosen wie Linsen und getrocknete Bohnen gehören in die säurebildende Kategorie). Erst nach neueren Erkenntnissen gelten Sojabohnen und daraus hergestellte Produkte wie z. B. Tofu als basenbildend. Soja enthält nämlich kaum harnsäurebildende Purine und ist sehr mineralstoffreich. Früher wurden Leguminosen allgemein als Säurebildner angesehen.

- **Milch, nur rohe, unpasteurisierte** (wahrscheinlich bedingt durch den hohen Calcium-Gehalt), **Joghurt, Rahm,** (aber nicht Käse und Quark). Milch und daraus hergestellte Produkte können eigentlich nur bei einwandfreier Qualität empfohlen werden. Die Milch sollte von Tieren stammen, die artgerecht gehalten werden: genügend Bewegung im Freien, natürliches Futter ohne irgendwelche Hormone und Antibiotika (biologische/bio-dynamische Produktion). Bei «belasteter» Milch gehen die fettlöslichen Schadstoffe (z. B. Pestizide) in die daraus hergestellten Produkte wie Käse und Quark über (siehe auch S. 183 f.).
- **Mineralwasser, Kräutertee**
- **Basische Nahrungsergänzung: Hefe, Gemüsesäfte, Blütenpollen, Mandelpüree, Frischmolke oder ebenbürtige Trockenmolke** (sofern frisch verarbeitet), aber auch in Form von **Nimbasit/Erbasit**. Letztere enthalten die basischen Mineralsalze zudem im richtigen Verhältnis, was für die Wirksamkeit wesentlich ist. Sie werden am besten zum Essen mit etwas Wasser eingenommen. Dadurch wird auch eine möglicherweise säureüberschüssige Nahrung neutralisiert und der Säureüberschuss eliminiert. So können auch die mineralischen Reserven in Blut und Gewebe sukzessive wieder aufgefüllt werden. (Siehe auch Kapitel Nahrungsergänzung, S. 228 ff.).

Bezüglich der Basizität beziehungsweise der Azidität des **Getreides** gehen die Ansichten stark auseinander. – Nach G. A. Ulmer («Ernährung mit Vernunft») enthält das Getreide zwar zirka 60 % Basen, die aber beim Kochen ihre alkalischen Eigenschaften zum grössten Teil verlieren. Dies spräche dann eher für den Konsum von Getreide in rohem Zustand, also z. B. in Form eines ungekochten Frischkornbreis oder gekeimt im Salat.

Andere Fachleute sprechen dem Getreide sogar eindeutig säurebildende Eigenschaften zu. Nach Michio Kushi hat das Getreide wegen seines Phosphoranteils zwar auch einen sauren pH, gemessen aber im Labor nach Veraschung des Getreides. Im menschlichen Stoffwechsel, im Blut, sei es jedoch leicht alkalisierend – und das ist schliesslich ausschlaggebend! Die Phosphorverbindungen im Getreide wirken also als Puffer. Sie können die starken Säuren im Körper eliminieren (neutralisieren), wie er in seinem Standardwerk «Makrobiotik» ausführt. Diese Theorie kann auch die Tatsache stützen, dass typische Makrobioten mit einem sehr hohen Anteil an gekochtem Getreide in der täglichen Ernährung eine normale Säure-Basen-Bilanz haben.

Durch intensives Kauen können wir die Basizität des Nahrungsbreis erhöhen, weil er so genügend mit dem alkalischen Speichel vermengt wird. ■

Im **Säure-Basen-Gleichgewicht** liegen folgende Nahrungsmittel:

- **frische grüne Bohnen, Erbsen, Kefen** (Zuckererbsen)
- **Vollkorngetreide, Weizenkeime**
- **Nüsse**
- **Sauerkraut**

Folgende typische **Säurebildner** sind zu meiden oder nur beschränkt zu konsumieren:

- **Fleisch, Fisch, Eier**
- **tierische Fette, gehärtete pflanzliche Fette**
- **Hülsenfrüchte oder Leguminosen.** Ausnahme: Sojabohnen und Kichererbsen und auch die frischen Erbsen, Bohnen und Kefen. Auch Erdnüsse sind Leguminosen und gehören in die säurebildende Kategorie.
- **Milch (gekocht), Käse, Quark.** Durch das Abkochen/Pasteurisieren verliert die Milch viel an Qualität, da das Vitamin C zerstört/vermindert und das Milch-Eiweiss verändert (denaturiert) wird. Die Milch wird dadurch schwerer verdaulich.

- **Zucker, Süssigkeiten, Weissmehl** sind raffinierte, isolierte Kohlenhydrate. Sie sind als spezielle «Basenräuber» und Vitaminräuber anzusehen, da ihnen durch den Raffinierungsprozess praktisch alle Mineralstoffe und Vitamine entzogen worden sind. Für ihren Abbau benötigen sie jedoch säurebindende (neutralisierende) Stoffe, so v. a. Calcium und B-Vitamine (als Co-Aktivatoren gewisser Enzyme), die dem Körper entzogen werden müssen. Ein übermässiger Konsum von süssen Verführern, aber auch von raffinierten Getreideprodukten mit Weissmehl (die Statistik weist alarmierende Zahlen aus), kann als ein wesentlicher Faktor bei der Übersäuerung unseres Organismus angesehen werden.
- **Genussmittel wie Kaffee, Schwarztee, Alkohol, Cola-Getränke und Kakao**
- **oxalsäurehaltige Nahrungsmittel wie Spinat, Rhabarber, Tomaten und Spargeln.** Sie binden die basischen Mineralstoffe und können vom Körper nicht mehr aufgenommen werden.

Liegt der Schwerpunkt unserer Ernährung auf der säureüberschüssigen Seite (Fleisch, Fisch, Eier, tierische Fette und raffinierte Kohlenhydrate) und wollen oder können wir unsere Ernährung nicht grundsätzlich ändern, so besteht die Möglichkeit, uns vor drohender Übersäuerung und damit vor Degenerationskrankheiten durch Einnahme **basischer Mineralstoffe** zu schützen (siehe basische Nahrungsergänzung S. 228 f.).

Nebst der Ernährung gibt es aber noch weitere, mehr oder weniger gravierende Faktoren, die einzeln oder zusammen zu einem übersäuerten Milieu führen und damit die Demineralisation des Körpers begünstigen können:

- **Sauerstoffmangel**
- **Bewegungsmangel**
- **Schwäche der Verdauungsdrüsen** (Leber, Bauchspeicheldrüse)

- Schwäche der Ausscheidungsorgane (Niere und Haut)
- körperliche Überanstrengung, Stress, Schlafmangel (Müdigkeit).

Sauerstoffmangel: Der Abbau der Nahrungsstoffe zwecks Energiegewinn benötigt in der letzten Phase **Sauerstoff** (aerober Abbau). Fehlt dieser, so können einzelne Nahrungsstoffe nur bis zur Milchsäure abgebaut werden (anaerober Abbau). Die Milchsäure wird dann akkumuliert, d. h. sie verbleibt verhältnismässig lange Zeit im Gewebe, bis schliesslich andere Stoffwechselschritte eingeleitet werden. Sauerstoffmangel begünstigt also eine Übersäuerung des Gewebes (beziehungsweise einen erhöhten CO_2-Partialdruck). Siehe Abschnitt «körperliche Tätigkeit». **Ein Eisen-Mangel** (oder eine Blutarmut) können zu einem **Sauerstoffmangel im Gewebe** führen, da das Eisen im Hämoglobin, dem roten Blutfarbstoff, den Sauerstoff reversibel bindet. Aber auch die Zirkulationsgeschwindigkeit des Blutes beziehungsweise die Geschwindigkeit der Übertragung des Blutsauerstoffs in die Zellen, die durch Stoffwechselschlacken herabgesetzt werden kann, sind Faktoren, die zu einem momentanen partiellen Sauerstoffmangel führen können. Die Folge ist ein langsamerer oxidativer Abbau der Milchsäure zu Kohlendioxid (CO_2) und Wasser, die ausgeatmet beziehungsweise ausgeschieden werden. **Einem Sauerstoffmangel und damit einer potentiellen Gefahr der Übersäuerung des Gewebes kann am besten mit einem ausgiebigen Spaziergang oder ausreichender Bewegung an der frischen Luft begegnet werden.** Natürlich helfen auch **Atemübungen** (z. B. Yoga, am besten aber auch an der frischen Luft) bei der Harmonisierung des Säure-Basen-Gleichgewichts, was zu mehr Vitalität und Gesundheit führt. Wenn man bedenkt, dass ein Sauerstoffmangel der Zellen Ursache für die Krebsentstehung sein kann, sollte man mehr auf richtiges Atmen achten. Ein Sauerstoffmangel kann auch als Folge einer **mangelnden Durchblutung** gesehen werden, und diese hängt direkt mit einem Bewegungsmangel zusammen.

Bewegungsmangel führt zu Sauerstoffmangel (siehe Sauerstoffmangel) und kann einen Säureüberschuss folgendermassen begünstigen: gebildete Stoffwechsel-Endprodukte (wie Harnsäure aus dem Abbau von Purinstoffen aus tierischer Nahrung) können wegen mangelnder Durchblutung – bedingt durch ein Bewegungsdefizit – nicht vollumfänglich abtransportiert, d. h. der Niere zur Ausscheidung zugeführt werden.

Jede sitzende Tätigkeit begünstigt die Übersäuerung des Gewebes! ■

Durch ein gezieltes Bewegungsprogramm – wenn möglich an der frischen Luft – können wir die Übersäuerung verhindern oder zumindest reduzieren. Zur Probe misst man beispielsweise den pH Ihres Urins vor einer sitzenden Tätigkeit, danach und noch einmal nach einem ausgiebigen Spaziergang (Joggen) an der frischen Luft.

Eine Schwäche der Verdauungsorgane, nämlich der **Leber,** die u. a. den Gallensaft für die Fettverdauung produziert, wie auch **der Bauchspeicheldrüse,** die Enzyme für die Fett-, Eiweiss- und Kohlenhydratverdauung bildet – beides alkalische Säfte im Bereich pH 7,5-8,5 – haben einen schlechteren Aufschluss des Nahrungsbreis zur Folge. Die Säuren aus der Nahrung beziehungsweise aus dem Magensaft werden schlechter neutralisiert, sodass es im Endeffekt auch so zu einer Übersäuerung kommt. Die Übersäuerung wird noch begünstigt, weil schlecht aufgeschlossene Speisen zur Gärungs- und Fäulnisbildung neigen, die ihrerseits zu toxischen und sauren Stoffen führen. Eine gut funktionierende Leber kann sich direkt an der Beseitigung eines Säureüberschusses beteiligen, indem die durch den Stoffwechsel anfallenden Säuren in andere, harmlosere Stoffe umgewandelt werden (z. B. Milchsäure in Stärke). «Alles, was die

Leberfunktion stärkt, wirkt sich deshalb positiv auf die Entsäuerung aus (z. B. vitalstoffreiche Frischkost, viele Bittertees usw.).

Verdauungsdrüsen können – selbst wenn sie geschwächt sind – durch aktive Bewegung (z. B. Laufen, Gymnastik), insbesondere vor dem Essen, positiv beeinflusst werden. ■

Eine Schwäche der Ausscheidungsorgane kann zu einer Übersäuerung des Organismus führen. Eine **Nierenerkrankung** kann z. B. zu einem grossen Verlust an basischen Mineralsalzen (v. a. Natrium- und Kaliumsalze) führen, weil diese vor der Harnausscheidung nicht mehr genügend rückresorbiert werden können. Wie die Nieren allgemein angeregt werden können, wissen wir bereits, nämlich durch genügendes **Trinken,** ca. 2-3 Liter/Tag. Ausscheidungsfördernde Nierentees sind: Brennessel, Löwenzahn und Birkenblätter. Sie helfen, den Körper zu entgiften. Der Stuhlgang ist eine weitere Ausscheidungsform. Ist unser **Darm** träge und sind wir verstopft, so kann dies zu einer Übersäuerung führen, weil der Stuhl im Dickdarm verwest und so den Säuregrad im Körper erhöht. Einer Verstopfung können wir mit einer faserstoffreichen (ballaststoffreichen) Ernährung und ausreichender Bewegung begegnen. Umgekehrt kann aber auch Durchfall (infolge Krankheit oder medikamentös bedingt) zu einem massiven Verlust an Mineralstoffen und weiteren neutralisierenden «Elementen» führen, was eine Übersäuerung begünstigt. – Unsere **Haut** mit ihrer ca. 2 m^2 grossen Oberfläche ist bekanntlich auch ein wichtiges Ausscheidungsorgan. Es gibt Menschen, die schlecht schwitzen können und deshalb auch ein reduziertes Ausscheidungs- respektive Entgiftungsvermögen besitzen. Im allgemeinen können wir jedoch die Transpiration durch **eigene Aktivität** (beste Wahl), aber auch durch **Saunabesuche** und **Erwärmungsbäder** anregen. Die Ausscheidung saurer Stoffwechselschlacken geschieht über eine Erweiterung der Gefässe, durch einen erhöhten Blutkreislauf und schliesslich über das Schwitzen. Schwitzen ist eine unspezifische Ausscheidung, da auch basische Mineralsalze «ausgeschwitzt» werden. Der «saure» Anteil überwiegt meistens, wie der pH des Schweisses zeigt: pH 4,2-7.

Jede **körperliche Anstrengung** erfordert Energie, die durch den Abbau von Zucker (Glucose) geliefert wird und zu Milchsäure und auch zu Kohlensäure führt. Eine Muskelermüdung kann bis zu Muskelsteife, Muskelverkrampfung oder Muskelkater führen. Sie entsteht u.a. bei einer Anreicherung der Milchsäure im Muskelgewebe, die bei schlechterer Blutzirkulation, bedingt durch die Ermüdung des Muskels, nur langsam weiterverarbeitet wird. Dass die Übersäuerung des Muskels für eine Muskelschwäche verantwortlich ist, lässt sich damit beweisen, dass durch Injektion von Säuren in einen entspannten Muskel eine Muskelschwäche (Müdigkeit) direkt provoziert werden kann, also auch ohne Muskelanstrengung. Bedingt durch die schlechtere Blutzirkulation bei Übermüdung kommt es zu einem Sauerstoffmangel im Muskelgewebe, der die Übersäuerung weiter aufbaut, da die Milchsäure mangels Sauerstoff nicht weiter zu Kohlendioxid (CO_2) und Wasser (H_2O) abgebaut (oxidiert) werden kann. Umgekehrt braucht das durch die verschiedenen intrazellulären Stoffwechselprozesse gebildete Kohlendioxid (CO_2), bis es über die Lungen ausgeatmet wird, mehrere Minuten, wobei eine reduzierte Blutzirkulation diese Zeit noch verlängert. Es entsteht dadurch vorübergehend eine erhöhte CO_2-Konzentration in den Körperflüssigkeiten (höherer CO_2-Partialdruck). Da das CO_2 zusammen mit Wasser Kohlensäure bildet, bedeutet auch dies eine weitere Übersäuerung, die aber normalerweise nicht lange anhält. Unser Atemzentrum im Gehirn wird laufend über den Säuregrad des Blutes informiert und reagiert bei ansteigenden Werten mit einer Erhöhung der Atemfrequenz (Hyperventilation), was zu vermehrter Ausatmung von CO_2 führt.

Ein Zusammenhang zwischen (Muskel)Übermüdung und Übersäuerung des (Muskel)Gewebes (bzw. des Blutes) lässt sich auch daraus ableiten, dass «übersäuerte» Personen normalerweise auch müde sind und sich nur langsam erholen. ■

Ziehen wir also bei einer **chronischen Ermüdung** als Ursache nicht bloss einen Vitaminmangel oder einen «Verstoss» gegen die Trennkost in Betracht, sondern vor allem auch eine mögliche Übersäuerung unseres Körpers, abgesehen natürlich von seelischen Faktoren.

Ein saurer Zustand des Blutes hemmt auch die Nerventätigkeit und hat damit einen negativen Einfluss auf das Denken (im Gegensatz zur stimulierenden Wirkung bei alkalischem Zustand). ■

Bei geistiger Müdigkeit wie auch bei Stress empfiehlt sich deshalb neben einem Waldlauf eine **kalte Dusche** als Sofortmassnahme, aber auch Kneippsche Wechselbäder, die kalt abzuschliessen sind. Der ganze Organismus wird dadurch angeregt und auch das Blut wird wieder normalisiert (alkalisiert).

Je mehr sich diese ausserhalb der Ernährung liegenden Übersäuerungsfaktoren auswirken, welche nur teilweise beeinflusst werden können, desto mehr muss bei der täglichen Ernährung darauf geachtet werden, dass der Anteil an säurebildenden im Verhältnis zu den basenbildenden Nahrungsmitteln niedrig gehalten wird!

Literaturhinweis: ein sehr ausführliches und hilfreiches Buch zu dieser Thematik: Christopher Vasey: «L'équilibre acidobasique» (Editions Jouvence); ab August 1992 in deutscher Sprache im Midena Verlag erhältlich.

Organuhr: gute und schlechte Zeiten für die Nahrungsaufnahme

Zwischen der Nahrungsaufnahme und der Organaktivität (Organuhr) besteht eine Verbindung. Jedes Organ ist nach chinesischer Auffassung einem ganz bestimmten Rhythmus unterworfen, wobei jedes Organ jeweils für 2 Stunden eine Haupt- und eine Minimalaktivität (Ruhephase) hat.

Die **Leber** hat z. B. ihre **Hauptaktivität zwischen 13-15 Uhr.** In dieser Zeit wird die eigentliche Verdauungsarbeit geleistet (z. B. Bildung eiweissspaltender Verdauungsenzyme). Eine eiweissreiche Kost (tierisches Eiweiss) wird nach 15 Uhr nicht mehr gleich gut abgebaut wie um die Mittagszeit; und je später, desto schlechter. Von 1 bis 3 Uhr früh ist die eigentliche Ruhezeit der Leber, was die Verdauungsarbeit (Dissimilation) betrifft. Wir sehen bereits daraus, wie schlecht, d. h. leberbelastend es ist, noch spät am Abend etwas zu essen, insbesondere, wenn die Mahlzeit eiweissreich und fetthaltig ist. Denn auch die Magensaftmenge und der Säuregrad des Magens sinken in der Nacht stark ab. Die Gallenblase ist zwischen 23 und 1 Uhr nachts am wenigsten aktiv. Alles Eiweissreiche und Fette liegt uns schwer auf, und am nächsten Morgen fühlen wir uns müde. Das Entgiftungsvermögen der Leber ist in der Nachtphase sehr klein; es empfiehlt sich schon deshalb, möglichst wenig Nahrung und vor allem auch keine Medikamente und keinen Alkohol spät am Abend zu konsumieren. Die Volksweisheit «Iss abends wie ein Bettler» trifft, wie so viele alte Weisheiten, ins Schwarze.

Die Zeitspanne von 21 Uhr bis 3 Uhr früh (Verdauungsruhe) ist die Ausnutzungs- oder Assimilationsphase – das Gegenstück zur Verdauungsphase. Die Nährstoffe werden dorthin transportiert, wo sie gebraucht werden. In dieser Zeit vollzieht sich auch der Glykogenaufbau in der Leber. Die einfachen Kohlenhydrate werden unter Mithilfe von Insulin zu komplexen Stärkegebilden aufgebaut.

Ernährung für Gesunde und Kranke

Um 3 Uhr früh setzt die Verdauungsarbeit (Abbauphase) der Leber langsam wieder ein. Oft ist es auch so, dass man gerade um diese Zeit aufwacht. Dies kann bedeuten, dass die Leber geschwächt oder überlastet ist, weil man zu spät und zu üppig gegessen hat.

Die Organuhr erlaubt uns, die aktiven und passiven Phasen unserer Organe, also die **besten Zeiten für Medikamenten- beziehungsweise Hormon-Applikationen** zu eruieren. Ein Medikament entfaltet die beste Wirkung, wenn es in der Aktivzeit des entsprechenden Organs, auf das es einwirken soll, eingenommen wird. Schlucken wir das Medikament hingegen zu einer ungünstigen Zeit, so kann die erhoffte Wirkung ausbleiben oder zum mindesten ungenügend sein.

Bei Diabetes verläuft die Azidose in zwei Wellen. Sie beginnt bei der Umschaltzeit der Leber von Assimilation (Umbau, Aufbau) auf Dissimilation (Abbau, Verdauung) beziehungsweise umgekehrt. Aus diesem Grund sind Insulingaben um zirka 4 Uhr (morgens und nachmittags) am geeignetsten.

Denken wir an diese rhythmischen Aktivitäts-Schwankungen der einzelnen Organe auch bei der nächsten **Blutdruck-** oder **Cholesterinmessung**. Erfahrungsgemäss ist der Blutdruck am späten Nachmittag am höchsten.

In Ruhe und mit Genuss essen

Viele alleinstehende und auch ältere Menschen sind der Ansicht, dass es für einen 1-Personenhaushalt zeitlich zu aufwendig sei, ein richtiges Mahl zuzubereiten. Aber gerade da fängt die eigene **Wertschätzung** an. Wir sind es alle wert, Arbeit und Zeit für unsere Ernährung einzusetzen – für unsere Gesundheit. Beobachten wir aber die Hektik und das Gewühl in Kantinen um die Mittagszeit, so scheint da nicht gerade viel von dieser Wertschätzung vorhanden zu sein. Im

Gegenteil. Da es uns heute ja sowieso an Zeit zu mangeln scheint, opfern wir oft unsere Essenszeit für irgend etwas «Wichtigeres» oder verdrücken hastig und unbewusst irgendeinen Happen bei der Arbeit. Damit gewinnen wir aber kaum Zeit. Wieviel an Lebensqualität geht durch unsere Hektik verloren? Früher oder später müssen wir die Rechnung dafür bezahlen. Wenn wir z. B. nervlich ruiniert sind, «kostet» uns das in jedem Fall mehr Zeit (und Geld).

Dabei wäre gerade Zeit und Ruhe (Musse) für unser Essen so wichtig. Zeit in die Ernährung investieren heisst, sich einer robusten Gesundheit erfreuen und weniger zum Arzt «rennen» zu müssen. Und auch unser Geist fühlt sich dabei wohl. Denken wir immer wieder an die Tatsache: **Unser Körper ist der Tempel unserer Seele.** Sind wir das also nicht schon unserer Seele «schuldig», einen gesunden Körper zu haben? Ein gesunder Körper verlangt nach unserer Mitarbeit, unserer Fürsorge und unserer Liebe.

Sollten wir tatsächlich einmal keine Zeit haben, etwas Vollwertiges, etwas qualitativ Hochstehendes zuzubereiten, so verzichten wir lieber auf das Essen; eine willkommene Gelegenheit, unseren Körper zu entlasten und damit auch den Selbstreinigungsprozess anzukurbeln. Wir können aber z. B. auch «nur» Molke oder Fruchtsäfte trinken oder noch besser die ganzen Früchte essen (Faserstoffe!). Das braucht wenig Zeit, und der Körper bekommt trotz allem einen vielleicht nötigen Energie- oder Vitaminschub.

Es ist nicht ratsam, aus Zeitgründen zu einem Fertigmenu zu greifen, wie es uns heute leider an vielen Orten angeboten wird. Wir würden damit unserem Körper einen schlechten Dienst erweisen.

Zeitmangel ist ja auch immer eine Frage der Einstellung und der Prioritäten. Wenn wir auf der von uns aufgestellten Liste auf dem letzten Platz figurieren, so erstaunt es nicht, dass wir immer zu kurz kommen, d. h. unsere Essenszeit irgendeinem

Detail «opfern» müssen. **Nehmen wir uns also wichtiger!** Denn, wenn wir nicht mehr funktionieren, weil wir uns zu lange zu wenig wichtig genommen haben, läuft ja sowieso nichts mehr.

Verdauungszeit einiger Nahrungsmittel

Obst	20-30 Minuten
Bananen, Datteln, Trockenfrüchte	45-60 Minuten
Salat, rohes Gemüse	120 Minuten
vollwertige vegetarische Mahlzeiten (richtig kombiniert)	180 Minuten
vollwertige tierische Mahlzeiten	240 Minuten
ungünstig zusammengestellte Mahlzeiten	480 Minuten und mehr*

* es werden für die Ausscheidung weitere 24 Stunden benötigt.

Durch rhythmisches Dehnen und Zusammenziehen der Speiseröhre gelangt die im Mund zerkleinerte Nahrung in den Magen. Dort verbleibt sie als Brei, je nach Zusammensetzung unterschiedlich lang, wobei das Eiweiss im sauren Milieu in kleinere Bestandteile zerlegt wird. Fett verlangsamt den Eiweissabbau. Der Nahrungsbrei wird alsdann vom Magen in kleinen Schüben, dosiert vom Pförtnermuskel, dem Zwölffingerdarm – dem oberer Teil des Dünndarms – übergeben. Hier herrscht ein basisches Milieu. Zur weiteren Verdauung der Nahrung werden verschiedene Verdauungssäfte ausgeschüttet: der Gallensaft des Leber-Galle-Systems zur Fettverdauung und die Enzyme der Bauchspeicheldrüse (Pankreas) zur weiteren Fett- wie auch Eiweiss- und Kohlenhydratverdauung. Durch eine rhythmische Darmbewegung (Peristaltik) des rund 5 m langen Dünndarms werden die verdauten Nahrungsbestandteile weiterbefördert. Die Oberfläche des Dünndarms ist durch Darmfalten und Millionen von Darmzotten um ein Vielfaches vergrössert (300-400 m^2) und mit einer Schleimhaut versehen. Diese riesig grosse Oberfläche dient zur Aufnahme der aufgeschlossenen und gelösten Nahrungsbestandteile (Resorption). So gelangen die Nährstoffe ins Blut, durch das sie dann weiter zur Leber befördert werden. Die nicht mehr benötigten respektive die nicht verdaulichen Stoffe werden im Darm zum Mastdarm weitertransportiert und ausgeschieden, nachdem ihnen die Flüssigkeit entzogen worden ist und sie dadurch eine feste Konsistenz erhalten haben.

Vollwerternährung

«Kraft, Wachstum und Aufbau sind die Resultate einer richtigen Ernährung.» (Hippokrates) ■

«Lass Nahrung deine Medizin sein, denn nur in einem gesunden Körper lebt auch ein gesunder Geist.» (Hippokrates) ■

Was bedeutet Vollwertkost? **Eine vollwertige Nahrung ist vollständig, ausgewogen und natürlich, d. h. so wenig wie möglich verändert.** Sie muss **alles, was der Körper zu seinem Aufbau und seiner Erhaltung benötigt, in ausreichender Menge enthalten:** Energie, Aufbaustoffe, Schutzstoffe. Zusätzliche Vitaminpräparate, Mineralstoffe und Spurenelemente usw. sind nur bei «Zivilisations-Köstlern» notwendig, nicht bei «Vollwert-Köstlern». Die Nahrung muss auch so zusammengesetzt sein, dass sie der Organismus gut aufschliessen, optimal ausnutzen (assimilieren) und Überschüsse sowie Abbaustoffe ausscheiden kann. Dabei spielt auch das **Säure-Basen-Verhältnis** eine grosse Rolle. Ebenso wichtig wie die Quantität beziehungsweise das Verhältnis der eingenommenen Stoffe ist deren **Qualität. Vereinfacht könnte man sagen: eine Vollwertkost sollte folgendem hippo-**

kratischem Grundsatz genügen: «Eure Heilmittel sollen Nahrungsmittel und Eure Nahrungsmittel Heilmittel sein».

Unsere Nahrung (Vollwertnahrung) soll uns also gesund erhalten, d. h. sowohl prophylaktisch wirken wie auch «heilen» im Falle einer Erkrankung. Eine solche Ernährung wird auch dem Grundsatz von Dr. med. Max Bircher-Benner gerecht: **«Die Ernährung ist die souveräne Herrscherin über Leben und Gesundheit».**

Wie ist nun eine solche Heilkost zusammengesetzt? Die **Basis einer Vollwertkost** ist das **Getreide** (Vollkornprodukte zirka 50 %), in Kombination mit **Gemüse** (z. T. auch roh als Vorspeise), **Obst** (auch roh genossen), **Nüssen, Hülsenfrüchten** und **kaltgepressten Pflanzenölen** sowie fakultativ einigen **Milchprodukten.** Das ist alles. Mehr braucht es nicht. Fleisch, Fisch, Eier sind bei dieser Zusammensetzung der Vollwertkost nicht nur überflüssig, sondern unserer Gesundheit sogar abträglich, da sie die Tendenz haben, unseren Körper zu verschlacken. Ein Nahrungsmittel soll nicht bloss nähren, sondern auch beleben. Erst dann ist es ein wahres **Lebensmittel.** Es soll nicht bloss reich an den energieliefernden **Grundstoffen** (Eiweisse, Kohlenhydrate und Fette) sein, sondern ebenso reich an **Vitalstoffen** (Mineralstoffe, Spurenelemente, Enzyme, Vitamine, Faserstoffe und Aromastoffe). Diesem hohen Anspruch wird ein **frisches biologisches (bio-dynamisches) Erzeugnis** am besten gerecht. Wenn wir bedenken, dass sich viele Schadstoffe (Pestizide, Schwermetalle usw.) gerade in den wertgebenden Randschichten des vollen Getreidekornes befinden, so ist einleuchtend, weshalb man biologische Produkte wählen sollte. Die Nahrung soll ihre volle Wirksamkeit entfalten können und unseren Organismus (vor allem die Leber) nicht unnötig belasten. Der rein kalorische oder bloss auf die Grundstoffe ausgerichtete Wert eines Nahrungsmittels hat letztlich nur zweitrangige Bedeutung.

Frisch gezogene **Keimlinge** von Weizen, Gerste, Alpha-Alpha, Senf usw. gehören zu den «vitalisierendsten» Nahrungsquellen. Eine vitalstoffreiche vollwertige Nahrung verhindert auch das Verlangen nach Süssem, das im Grunde Ausdruck eines Vitalstoffmangels, vor allem von Vitamin B1 ist.

Vor allem Getreide, aber auch rohes Obst und Gemüse zeichnen sich durch einen hohen Anteil an **Faserstoffen** (unverdauliche Pflanzenfasern wie Zellulose, Pektin und andere) aus. Sie sorgen für einen guten Stuhlgang, fördern den Gallenfluss, vermindern Schadstoffe im Darm und geben uns ein Sättigungsgefühl, damit wir uns nicht überessen. Die komplexen Kohlenhydrate im Getreide haben auch den Vorteil, dass unser **Blutzuckerspiegel über längere Zeit konstant** bleibt (vor allem bei unerhitzten Kohlenhydraten wie im Frischkornmüesli), wir also nicht in ein Energie-Tief fallen, wie dies bei der Zivilisationskost üblich ist (weitere Vorzüge der Getreidekost siehe folgendes Kapitel).

Bei **Herabsetzung der Eiweisszufuhr und Erhöhung der komplexen Kohlenhydrate** (vor allem Getreide) erzielt man eine **bessere Muskelleistung (Sportler), geistige Anregung (Schulkinder)** und eine **Gewichtsreduktion bei Übergewicht**. Eine solche Ernährung ist auch geeignet bei **Herz-Kreislaufstörungen** (vor allem Hypertonie), **Diabetes** und allen **Zivilisationskrankheiten,** wenn wir damit anfangen, bevor sich die Krankheit verfestigt hat.

Zu einer vollwertigen Ernährung gehört aber auch das **richtige Umfeld bei der Nahrungsaufnahme** wie **Ruhe, Frieden, Freude, Lust und Harmonie**. Das seelische Befinden übt ja bekanntlich einen starken Einfluss auf die Verdauungsfunktion aus. Die Redewendung «Es schlägt mir auf den Magen», drückt diesen Sachverhalt bestens aus. Stress, Streit, aber auch negative, sorgenvolle Gedanken können den Verdauungsvorgang lähmen. Positive, friedvolle, harmonische Gedanken fördern umgekehrt unsere Verdauung.

Quantität und Qualität wie auch die richtige Kombination der eingenommenen Nahrung, der stimmige Rahmen, genügend Zeit (zum Kauen und zum Geniessen) und Musse sind wesentliche Faktoren, die zu einer guten Verdauung, zu einer optimalen Nahrungsverwertung, zu Gesundheit und Wohlbefinden beitragen. ∎

«Wer sich vollwertig ernährt, leistet auch einen Beitrag zur Verringerung der Umweltbelastung» (vor allem, wenn die Produkte aus umweltgerechtem Anbau stammen). Zudem trägt **«die Vollwerternährung auch zur Verbesserung der weltweiten Ernährungs- und Gesundheitssituation bei»** - so der Zürcher Gesundheitsplaner 1989, eine von der Direktion des Gesundheitswesens des Kantons Zürich und dem Institut für Sozial- und Präventivmedizin herausgegebene Agenda mit hilfreichen Gesundheitsinformationen für alle.

Weiterführende Literatur: von Koerber/Männle/Leitzmann: «Vollwert-Ernährung», Haug Verlag, 1987. «Vollwert-Fibel», 2. überarbeitete Auflage, Midena Verlag, 1992.

Die Getreidenahrung hat nur Vorteile

Das Getreide ist mit seinen 7 Getreidearten (Weizen, Roggen, Gerste, Hirse, Hafer, Reis und Mais) bei allen Völkern seit altersher das **Grundnahrungsmittel**. Der besondere Charakter einer jeden Getreideart ist auf die klimatischen Verhältnisse im jeweiligen Ursprungsland zurückzuführen. Der Hafer war ursprünglich das Getreide des Nordens, der Reis dasjenige des Ostens. Hirse war/ist das Hauptgetreide Afrikas, also des Südens und Mais ist vor allem in der westlichen Welt verbreitet. Weizen, Roggen und Gerste wurden von den «Kulturvölkern der Mitte» bevorzugt. Diese kulturellen Präferenzen für einzelne Getreidearten sind heute ziemlich verwischt. Dinkel ist eine Weizenart. Er braucht weniger Wärme und ist auch bodenmässig weniger anspruchsvoll als der Weizen. Dinkel ist ideal für den biologischen Anbau, da er auf zusätzliche Düngung nicht anspricht. Grünkern heisst er dann, wenn er in der Milchreife geerntet und gedarrt wurde (langsame Trocknung bei kleinstem Feuer). Dinkel war das Vorzugsgetreide der hl. Hildegard von Bingen (1098-1179), die ihm viele gesundheitsfördernde Eigenschaften zugeschrieben hat. Der Buchweizen gehört zwar nicht in die Familie der Getreide (Gramineen), sondern zu den Knöterichgewächsen – er ist aber trotzdem eine sehr wertvolle Ergänzung.

Weshalb hat das Getreide in der Ernährung eine so wichtige Stellung?

- Das einzelne Korn besteht zu mindestens **85 % aus Nährstoffen. Andere Lebensmittel haben lediglich 10-20%. Das Getreide ist also ein Universallebensmittel.**

- Das Getreide hat einen beachtlichen **Eiweissgehalt** von 9-15 %. Das Getreide-Eiweiss ergänzt sich in idealer Weise mit dem Gemüse-Eiweiss. Die biologische (Eiweiss)-Wertigkeit beträgt 59-76 % (!), d. h. es kommt der menschlichen Blut-Eiweiss-Zusammensetzung nahe.

- Das Getreide enthält alle Nährstoffgruppen mit vielen einzelnen Nährstoffen. Dazu kommen noch viele **Wirkstoffe** (Vitamine, Mineralien, Spurenelemente usw.). Hervorzuheben sind vor allem der Anteil an **B-Vitaminen,** die massgeblich für ein funktionstüchtiges Immunsystem verantwortlich sind.

- Das Getreide **zwingt zu besserem Kauen,** was die **Speichelproduktion** fördert und insgesamt die Verdauung anregt und verbessert.

- Der hohe **Ballaststoffanteil** (Faserstoffe) mit quellenden, schleimenden und absorbierenden Eigenschaften hat eine grosse gesundheitsstabilisierenden Wirkung (siehe S. 187 ff.).

- Der **Getreideschleim** von Reis, Hafer und Gerste ist seit Urzeiten bekannt für seine wohltuende, ordnende Wirkung im Verdauungsbereich. Er beruhigt gereizte **Schleimhäute,** heilt Schleimhautdefekte und -geschwüre, bindet toxische Stoffwechselprodukte, die ausgeschieden werden können und sorgt für eine bessere **Darmflora.**
- Die Verwertung der Getreidestoffe im Organismus benötigt wesentlich **weniger Sauerstoff** als tierisches Eiweiss und Fett: **Vorteil für Sportler.**

Damit wir die gesundheitsspendende Wirkung des Getreides voll erfahren können, ist eine Getreidemühle unentbehrlich. Nur durch das frisch zubereitete (geschrotete oder gemahlene) Korn kommen wir in diesen Genuss, da etliche Vitalstoffe schon nach relativ kurzer Zeit verloren gehen, wenn das volle Korn (= Vollkonserve!) aufgebrochen ist. Es bringt also nichts, Vollkornflocken oder -mehl zum voraus zu kaufen. ∎

Getreidekeimlinge (z. B. Gerste, Weizen usw.), die man sehr gut selbst in Keimapparaten ziehen kann, rangieren wahrscheinlich bezüglich «lebendiger Nahrung» (belebender Nahrung) an erster Stelle. ∎

Für «Einsteiger» in die vielversprechende Welt des Getreides sind folgende Bücher empfehlenswert (in alphabetischer Reihenfolge):

Emma Graf: «Getreideküche im Rhythmus der Wochentage», Hermetika Verlag Kinsau, 1988
Verena Krieger: «Die Getreideküche», AT Verlag, 1986
Dr. med. Udo Renzenbrink: «Zeitgemässe Getreide-Ernährung», Rudolf Geering Verlag, CH-Dornach, 1979

Haysche Trennkost

Die auf den amerikanischen Arzt **Dr. Howard Hay** zurückgehende Ernährungsform – eine **Separierung von kohlenhydrathaltigen und eiweisshaltigen Nahrungsmitteln** innerhalb derselben Mahlzeit – ist nicht nur für Menschen bestimmt, die **Übergewicht** haben und relativ leicht abnehmen möchten. Sie empfiehlt sich auch für Menschen, die unter akuten **Verdauungsproblemen** wie z. B. **Blähungen, Sodbrennen und Aufstossen** leiden. Die Trennkost hilft auch denjenigen, die das leidige **Völle- und Müdigkeitsgefühl** nach dem Essen loswerden möchten. Auch wer sich allgemein **unwohl fühlt**, sich **verschlackt** oder unrein vorkommt, liegt möglicherweise mit dieser Ernährungsweise richtig. Die Hay'sche Trennkost fördert auch unsere Ess-Disziplin und trägt den Ernährungsgrundsätzen Rechnung, die für einfache Mahlzeiten plädieren. Das Setzen des Schwerpunktes auf eine basenbetonte Kost, d. h. die drastische Reduktion einer Fleisch-Fisch-Eier-betonten Kost entspricht auch den Erkenntnissen der modernen Ernährungswissenschaft.

Die Haysche Trennkost (richtige Kombination der Nahrungsmittel innerhalb einer Mahlzeit) führt zu einer leichteren Verdauung, zu besserer Nährstoffausnützung, zu mehr Wohlbefinden und Energie. ■

Die Trennkost ist also auch für Menschen geeignet, die sich ganz «normal» ernähren und die keine wesentlichen Ernährungs-Probleme haben. Eine richtig zusammengesetzte vegetarische Mahlzeit wird innerhalb von maximal 3 Stunden vollständig abgebaut, dann resorbiert und ihrer Bestimmung zugeführt. Wenn wir uns nach einer richtig kombinierten Mahlzeit besser, «fitter» fühlen, so bedeutet das Nicht-Alles-Gleichzeitig-Essen-Können kaum Einschränkung oder gar Verzicht. Sie ist nur eine Frage der Umstellung, der Umgewöhnung, der Neuorientierung.

welche eine optimale Verdauung ermöglichen. Rohkost ist leichter verdaulich als eine gekochte Speise, da beim Kochprozess die verdauungsfördernden Enzyme zerstört werden. Enzyme haben meist einen Eiweissträger, der schon bei einer Temperatur von 40 Grad Celsius denaturiert und damit funktionsuntüchtig gemacht wird. Gerade der berühmt-berüchtigte Kohl, der gekocht blähende Wirkung haben kann und schwer aufliegt, bläht – rohgegessen – überhaupt nicht, wie Erfahrungen der Bircher-Benner-Klinik gezeigt haben (Voraussetzung: nicht überdüngtes Gemüse, die Qualität muss stimmen!).

Rohkost als Vorspeise gegessen hat den Vorteil, dass man weniger isst, da, bedingt durch die **quellenden Faserstoffe,** der **Sättigungspunkt früher erreicht** wird. Alles, was wir nicht konsumieren, belastet uns auch nicht. **Mit Rohkost können wir auf natürliche Weise das Idealgewicht erlangen** – auch ohne zu hungern.

Ein weiterer Vorteil der **rohen Kost** besteht darin, dass durch den grossen Sauerstoffverbrauch der vielen enthaltenen Enzyme (vor allem Katalasen und Peroxidasen) ein nahezu **sauerstofffreies Milieu im Darm** geschaffen wird, das pathogene Keime verhindert, zu einer gesunden Darmbakterienflora führt (Regeneration) und dadurch eine günstige Voraussetzung für eine gute Darmfunktion schafft.

In diesem Zusammenhang scheint ein weiteres Phänomen, die sogenannte **Verdauungs-Leukozytose** zu stehen. Bereits 1860 konnte beobachtet werden, dass es schon 3-5 Minuten nach der Aufnahme bestimmter und vor allem erhitzter Nahrungsmittel zu einer drastischen Vermehrung der Leukozyten (weisse Blutkörperchen) sowie der Lymphozyten kommt – vergleichbar mit dem Abwehrmechanismus bei einer Infektion. Je stärker die Nahrung erhitzt wurde und je stärker die Nahrung denaturiert war (aber auch bei Essig, Genussmittel wie Wein, Fabrikzucker), desto ausgeprägter war die offenbar nervös gesteuerte Reaktion. Diese «krankhafte» Verschiebung des Blutbildes normalisiert sich nach rund 1 Stunde, vorausgesetzt, der Organismus wird nicht mit weiterer Nahrung belastet (ein offensichtlicher Nachteil von vielen Zwischenmahlzeiten). Dieses Phänomen der **Verdauungsleukozytose** (die Bezeichnung stammt von Virchow) **blieb jedoch aus, wenn die Nahrung aus pflanzlicher Rohkost bestand** oder von einer solchen eingeleitet wurde. (P. Kouchakoff, 1927).

Wie bereits erwähnt, zeichnet sich die Rohkost durch eine Reihe sauerstoffzehrender Enzyme aus, die offenbar z. T. bis in den Darm gelangen und dort ein sauerstofffreies Milieu schaffen – eine wichtige Voraussetzung für die Erhaltung einer gesunden Darmflora. Die Verdauungsleukozytose scheint also eine Abwehrreaktion des Organismus gegen Erkrankungen zu sein, die durch Entartung der Darmflora entstehen kann, wie sie heute stark verbreitet ist. **Hippokrates** hat vor fast 2400 Jahren geraten: «Das Gemüse esse man ungekocht voraus. Obst in mässiger Menge vor den Hauptmahlzeiten. Gekochtes nimmt man dann als nächsten Gang».

Die allgemein **belebende Wirkung der Rohkost ist gewiss ideal, um einer rheumatischen Verhärtungstendenz entgegenzuwirken.** Eine enzymreiche Rohkost-Diät hat z. B. auf Arthritis dank der allgemeinen und gezielten Entgiftung des Knorpels eine heilende Wirkung. **Dr. med. Bircher-Benner** hat mit seinen (basenüberschüssigen) Rohkost-Diäten, insbesondere auch bei rheumatischen Erkrankungen, viele Heilerfolge erzielt. Eine **Rheumadiät** auf der Basis von **Rohkost,** ohne tierische Fette und Eiweisse, die konsequent während mindestens 3-4 Wochen durchgeführt wird, verlangt zwar viel Geduld und Ausdauer, der Rheumakranke hat jedoch eine gute Chance, eine spürbare Besserung seines Zustandes zu erfahren, wenn nicht sogar geheilt zu werden.

Rohkost hat sich auch sehr gut bei Allergien, Diabetes, Krebs und Süchten aller Art bewährt.

Milchsäure

Milchsäure ist das Endprodukt des unter sauerstofffreien Bedingungen ablaufenden Abbaus des Zuckers (Glukose). Diese energiegewinnende Vergärung oder Glykolyse geschieht entweder durch die Tätigkeit von Mikroorganismen (milchsaure Vergärung von Gemüse) oder auch im menschlichen und tierischen Organismus, z. B. bei der Muskelarbeit. Während Obst alkoholisch vergärt, verläuft die Gemüsegärung vorwiegend milchsauer. Milchsauer vergorenes Gemüse war bereits 500 v. Chr. bei den Chinesen als **natürliches Konservierungsverfahren** bekannt. Aus Russland und Estland stammt auch die alte Tradition der Herstellung gesunder milchsaurer Getränke aus Getreide oder Brot, bekannt unter dem Namen Kwass (enthält Alkohol). Der bei uns bekanntere **Brottrunk** ist jedoch ein Produkt reiner Milchsäuregärung (also ohne Alkohol). Milchsäure ist ebenfalls in Sauermilchprodukten wie **Quark, Joghurt, Kefir, Sauermilch, Molke** oder eben in milchsauer vergorenen Produkten wie z. B. **Sauerkraut, Randen (rote Bete) und deren Saft oder im Sauerteig** vorhanden.

Es gibt **zwei Arten von Milchsäure,** die sich in ihrer optischen Aktivität, also physikalisch unterscheiden: eine sogenannte **rechtsdrehende (+)** und eine **linksdrehende (-)** Form, die linearpolarisiertes Licht entweder nach rechts oder nach links drehen.

Im menschlichen Organismus entsteht bei Stoffwechselprozessen, z. B. bei schwerer körperlicher Arbeit oder sportlicher Betätigung, fast nur die rechtsdrehende **L(+) Milchsäure.** Nur diese Form ist physiologisch günstig (biologisch aktiv). Der Herzmuskel braucht z. B. die rechtsdrehende Milchsäureform als eigentlichen Energiespender. Für ihre Umsetzung ist jedoch eine ausreichende Versorgung mit Sauerstoff notwendig.

In entarteten und stoffwechselgestörten Krebszellen bildet sich demgegenüber D(-) Milchsäure.

Bei den Milchsäureprodukten sind meistens beide Formen von Milchsäure vertreten (Gemisch). Ebenso kommt das Gemisch beziehungsweise die linksdrehende (physiologisch ungünstige) Form häufig als **Zusatzstoff** (E 270) in vielen Nährmitteln wie Backmischungen, Backpulver, Zuckerwaren, Limonaden, Obstkonserven, Fleisch-, Fisch- und Gemüsekonserven vor. E 270 wird auch für die Brotherstellung verwendet.

Die rechtsdrehende L(+) Milchsäureform ist deshalb physiologisch günstig, weil sie dank den im menschlichen Organismus vorhandenen spezifischen Enzymen relativ rasch abgebaut beziehungsweise umgebaut werden kann (in der körperlichen Ruhephase). Lediglich der Muskelkater weist auf eine momentan erhöhte Milchsäurekonzentration hin, bedingt durch übermässige Muskelarbeit.

Demgegenüber kann die linksdrehende (-) Milchsäureform mangels eines spezifischen Enzyms energetisch nicht verwertet werden, d. h. diese D(-) Milchsäure verbleibt verhältnismässig lange im Blut und säuert dieses an, bevor sie schliesslich mit dem Harn (zusammen mit Calcium und Ammonium) ausgeschieden werden kann oder im Gewebe zwischengelagert wird. Je nach dem kann es zu einer eigentlichen D(-)Milchsäure-Azidose kommen und damit auch zu nachhaltigen Stoffwechselstörungen (v. a. bei Gicht ist Vorsicht geboten). Zugeführte rechtsdrehende Milchsäure neutralisiert z. T. die linksdrehende Milchsäure. Das begünstigt die Normalisierung des Stoffwechsels, die Entgiftung und stellt auch das gesunde Säure-Basen-Gleichgewicht wieder her.

L(+) Milchsäure (endogen gebildete, als auch von aussen zugeführte L(+) Milchsäure) **entfaltet ein grosses Wirkungsspektrum im Organismus:**

- Aktivierung (Normalisierung) des Zellstoffwechsels, bessere Sauerstoffaufnahme (beides Faktoren, die sich bei Krebs als günstig erweisen)
- bessere Resorption von Calcium, Kalium, Magnesium und Phosphat
- Förderung der Eiweissverdauung
- Regulation des Säure-Basen-Haushaltes
- entgiftender Effekt auf das Darmmilieu, unterdrückt die Fäulnisbildung und hilft auch den Magen und den Zwölffingerdarm keimfrei zu halten; allgemein desinfizierende Wirkung
- Normalisierung der Darmflora (günstig vor allem auch bei einer Symbioselenkung)
- Stabilisierung der Lymphozyten (bessere Immunabwehr)
- hilfreich bei Allergien (besonders die rechtsdrehende Form)
- verhindert Karies

Die WHO hat die erlaubte Höchstmenge linksdrehender D(-) Milchsäure in Nährmitteln festgelegt, nämlich 100 mg pro kg Körpergewicht und Tag. Diese Menge entspricht bei einem Körpergewicht von 70 kg etwa 5-7 Bechern (2 dl) Joghurt oder bei 50-60 kg Körpergewicht 3-6 Bechern Joghurt am Tag. Möglicherweise ist aber auch schon diese tolerierte Menge D(-) Milchsäure zu hoch, wie einige Experten meinen. Für Kleinkinder bis zum 1. Lebensjahr wird sogar empfohlen, keine angesäuerten Milchprodukte mit linksdrehender Milchsäure zu geben, da es zu gravierenden Unverträglichkeitserscheinungen kommen kann. Bei Säuglingen bleibt nämlich die linksdrehende Form noch länger im Blut als bei Erwachsenen. Zudem kann die Ausscheidung zu einem gefährlichen Calciumverlust führen. Milchsäurepräparate und milchsaure Säfte mit spezifisch rechtsdrehender Milchsäure sind hingegen leicht verdaulich.

Durch die richtige Wahl von Bakterienstämmen (z. B. spezielle Milchsäure-Streptokokken), die spezifisch die physiologisch günstige rechtsdrehende L(+) Milchsäureform produzieren (z. B. bei Joghurt, Kefir usw.), kann dem Problem der physiologisch ungünstigen linksdrehenden D(-) Milchsäure aus dem Weg gegangen werden (Reformhaus).

Natürlich milchsauer vergorene Gemüse(Säfte) enthalten zwar ein Gemisch beider Formen, sind aber normalerweise unbedenklich in den üblicherweise konsumierten Mengen. Es gibt heute aber auch schon spezifisch L(+)Milchsäureangereicherte Produkte im Reformhaus. Alle L(+)-angereicherten Produkte sind als solche bezeichnet.

Nicht unproblematisch ist hingegen der Einsatz von technisch gewonnener D(-) Milchsäure oder von Gemischen beider Formen als Nährmittel-Zusätze (E 270) zur Konservierung.

Phytin

Das **Phytin** im Getreide, in ölhaltigen Samen und in Hülsenfrüchten kann deshalb zum Problem werden, weil es zu einer verminderten Mineralstoffausnutzung führen kann. **Phytinsäure** ist ein Hexaphosphorsäureester von Inositol, das aus der Glukose entstanden ist. In den Randschichten des Getreides, in den Getreidekeimen, in Hülsenfrüchten und in ölhaltigen Samen kommt diese Säure vorwiegend als Calcium- beziehungsweise als gemischtes Ca_2^+-Mg_2^+-Salz vor und heisst dann Phytin. Durch die Phytinsäure wird im pflanzlichen Gewebe Phosphat (Phosphorsäure) gespeichert (= Energiespeicher). Im Getreide ist z. B. 80 % des gesamten Phosphorsäuregehaltes in dieser Form gebunden.

Die Phytinsäure kann sich insofern negativ auswirken, als sie z. B. **mit Eisen, Zink** und v. a. **Calcium,** aber auch anderen Mineralstoffen aus der Nahrung **schwer lösliche Komplexe** (Phytate) eingeht. Der Organismus kann diese Mineralstoffe im Darmtrakt nicht mehr resorbieren, also nicht mehr ins Blut aufnehmen.

Gleiches geschieht bei Anwesenheit von **Oxalsäure** (v. a. in Spinat, Mangold, Rhabarber, Spargeln, aber auch in Kakao und Schwarztee enthalten), aber auch bei **Tanninen** (Gerbstoffe aus dem Schwarztee, Kaffee, Kräutertee), bei **Phosphaten** (in vielen Fertiggerichten und Wurstwaren enthalten), bei **Alginaten** (in Puddingpulver, Instantsuppen, Eiscreme, kalorienarmen Diätspeisen enthalten), bei **Antibiotika** sowie Magensäure-abpuffernden Medikamenten (Antazide). Aber auch die Bindung von beispielsweise Eisen an Eiweisse sowie weitere hemmende Begleitstoffe reduzieren die Verfügbarkeit gewisser Mineralstoffe teilweise erheblich. In diesem Zusammenhang sei auch auf die Notwendigkeit der «ganzheitlichen Sicht» – gerade auch bei der Ernährung – hingewiesen. **Es nützt wenig, wenn man «gesunde» Nahrungsmittel isst, die Kombination dieser Kost aber alles andere als ideal ist, wenn sie also nicht optimal verwertet werden kann.** Denken wir in diesem Zusammenhang auch an die Haysche Trennkost.

Mit Ausnahme von Hafer und Mais enthält das Getreide wie auch die Hülsenfrüchte nebst dem hohen Phytingehalt auch ein Enzym, die sogenannte **Phytase**, welche die Phytate, also die mit der Phytinsäure komplexierten Mineralstoffe, wieder spalten kann (die Pflanze muss ja die gebundenen Phosphorsäuren zur Energiegewinnung mobilisieren können). Je wirksamer nun diese Phytase ist, desto mehr können die gebundenen Mineralstoffe wieder freigesetzt und resorbiert werden. Die **Phytase** kann durch folgende Massnahmen **aktiviert** werden:

- durch das **Einweichen** der ganzen Getreidekörner oder des Getreideschrotes, sei das Getreide für ein Birchermüesli oder zum Kochen bestimmt.
- **Sauerteig-Gäransatz** beim Brot (etwas weniger beim Hefeansatz) wie auch ein längeres Stehenlassen des Brotteiges vor dem Backen (mehrere Stunden)
- bei **Anwesenheit von Milchsäure**

- Phytasen entfalten ihre Wirksamkeit auch beim **Keimen von Getreide, Samen und Hülsenfrüchten.** Diese natürliche Reaktion bei der Keimung, die den im Phytin gebundenen Phosphor für die wachsende Pflanze freisetzt, ist demnach für die Vermeidung von mineralischen Resorptionsverlusten beim Verzehr dieser Pflanzen von Vorteil. Deshalb empfiehlt es sich, das Getreide nicht nur roh (Birchermüesli), sondern auch in Form von Keimlingen zu essen.

Hülsenfrüchte enthalten neben dem Phytin, einem Trypsin-Inhibitor (ein Stoff, der den Abbau des Bohnen-Eiweisses verhindert), auch noch Hämagglutinine, die das Verklumpen der roten Blutkörperchen bewirken. Glücklicherweise werden all diese Stoffe sowohl durch das Kochen (Einweichwasser und Kochwasser weggiessen!) als auch durch den Keimprozess weitgehend zerstört respektive abgebaut und sind deshalb auch kein Gesundheitsrisiko mehr.

Cholesterin

Der Name «Cholesterin» leitet sich vom griechischen Wort «Chole» = Galle ab, da es zuerst in der Galle gefunden wurde. Cholesterin ist (vor allem für höhere Tiere) ein **lebenswichtiger Fettstoff,** der in der Leber produziert wird. Das durch die Nahrung aufgenommene Cholesterin ist nur ein Bruchteil der im Körper vorhandenen Menge. **Cholesterin findet sich im menschlichen Organismus in allen Zellen:**

- Bestandteil aller **Zellmembranen.** Durch seine **zellabdichtende Schutz- und Stützfunktion** erhöht Cholesterin die Widerstands- und Abwehrkraft (Schutz gegen Viren, Bakterien und Giftstoffe).
- Ausgangsmaterial für die Bildung von **Gallensäuren** (Fettverdauung), von **Vitamin D,** der **Hormone der Nebennierenrinde** (Cortison) und der Keimdrüsen (**Sexualhormone**)

- beteiligt am Aufbau der **Myelinscheide im Nervengewebe** (Gehirn!)
- Bestandteil der **Lipoproteine** im Bluttransport und Verteilung der aus dem Dünndarm resorbierten Fette und fettähnlichen Stoffe über die Lymph- und Blutbahn zur Leber und in andere Organe
- Physiologisch wirkt Cholesterin **entgiftend**. Es schützt die roten Blutkörperchen vor deren Zerstörung (Hämolyse). Die menschliche Haut scheidet täglich bis zu 300 mg Cholesterin aus, das eine **Schutzfunktion** ausübt.

Bei krankhaften Veränderungen (pathologisch) kommt Cholesterin als Ablagerung in **Gallensteinen** und in den Gefässwänden der Arterien (**Arteriosklerose**) vor. Solche Ablagerungen können zu **Herzinfarkt, Hirnschlag** oder peripheren **Durchblutungsstörungen** führen. Auch schon eine leichte Sklerose der Hirnarterien kann das Denken schwächen.

Bezüglich des Zusammenhangs eines hohen Cholesterinspiegels und eines erhöhten Herzinfarktrisikos gehen die Meinungen auseinander. Kritiker dieser Thesen machen vielmehr Übergewicht, Bluthochdruck, Bewegungsmangel und Stress für die Entstehung eines Herzinfarktes verantwortlich. Udo Pollmer schreibt in «Iss und Stirb» (DTV-Sachbuch Nr. 10535, 1986), dass eigentlich bloss das Oxycholesterin, also die oxidierte Form des Cholesterins einen Herzinfarkt auslösen könne. Diese These konnte in Tierversuchen erhärtet werden. Bei der industriellen Verarbeitung bestimmter Lebensmittel, so bei der Herstellung von Milch- und Eipulver, oxidiert ein Teil des natürlichen Cholesterins. Milch- und Eipulver werden für viele Fertigprodukte des täglichen Lebens verwendet: Biskuits, Schokoladen, Cremen usw.

Die **Gesamtcholesterinmenge** eines 70 kg schweren Mannes beträgt: zirka 50 g im Zentralnervensystem, vor allem im Gehirn; 8 g im Blutplasma, d. h. nur zirka 6-8 %(!) des Gesamtcholesterins; zirka 90-100 g sind als Teil des Stoffwechselsystems in ständigem Austausch. Der **Cholesteringehalt des Blutes** stammt hauptsächlich aus der Eigensynthese (zirka 1-1,5 g/Tag) und ist nur indirekt von der zugeführten Nahrung abhängig.

Die durch die Gallensäure zu feinen Tröpfchen emulgierten Nahrungsfette sind im Blutplasma nur transportfähig, wenn sie an Proteine gebunden sind. Solche Lipoproteine bestehen je nach dem zu einem grossen Teil aus Cholesterin. Je nach Anteil des Proteins in dieser Fett-Transporteinheit lassen sich zwei Typen von Lipoproteinen unterscheiden, die **HDL**-(high density LP) und die **LDL**-Lipoproteine (low density LP). Der **HDL**-Typ hat durch seine hohe Dichte eine **schützende Wirkung auf die Zellen.** Er befördert das überschüssige Fett zurück zur Leber, wo es abgebaut und als Gallensäure ausgeschieden wird. Die LD-Lipoproteine (niedriger Proteinanteil) neigen demgegenüber dazu, sich an der Innenfläche der Arterienwände abzulagern und kleinste Verletzungen (Läsionen) zu verursachen. Die Zellen brechen auf oder werden an der Oberfläche rauh. Damit ist die Voraussetzung für eine sklerotische Verhärtung gegeben, verbunden mit einer Durchblutungsstörung. **Das HDL kommt vorwiegend im pflanzlichen Bereich vor** (essentielle Fettsäuren aus kaltgepressten Pflanzenölen), während LDL dem tierischen Bereich entstammt. **Alle tierischen Fette sind demnach zu meiden.**

Die **tägliche Cholesterinzufuhr** mit der Nahrung sollte **300 mg/Person** nicht überschreiten (dies entspricht der Menge eines Eidotters). **Cholesterin kommt mengenmässig nur in tierischen Lebensmitteln vor. Besonders reich an Cholesterin sind:** Innereien (vor allem Hirn, Niere, Leber, Lunge), fettes Fleisch, Wurst, Fisch, Meeresfrüchte, Eier (Eigelb: 1870 mg/100 g), fette Milchprodukte.

Bei Brot und Nahrungsmitteln aus dem ganzen Korn, ohne Eier und tierisches Fett, kann der Cholesteringehalt vernachlässigt werden. Ebenso ist alles Gemüse, alles Obst und die Kartoffeln frei von Cholesterin.

Empfehlenswert sind stoffwechselaktive, (hoch)ungesättigte **pflanzliche Öle** wie **Lein-, Sonnenblumen-, Sesam- und Distelöl** (biologische kaltgepresste oder schonend gepresste Öle verwenden). Die (hoch)ungesättigten Fettsäuren dieser Pflanzenöle sind für unseren Organismus essentiell, d. h. wir sind auf ihre Zufuhr angewiesen, da wir sie nicht selbst bilden können. Das **Olivenöl** enthält zwar weniger hochungesättigte Fettsäuren, ist hingegen sehr reich an einfach ungesättigten Fettsäuren. Wie bereits erwähnt, leiden Menschen in Ländern, in denen vorwiegend Olivenöl verwendet wird, weniger an Arteriosklerose, wie epidemiologische Studien ergeben haben.

Die **Höhe des Blutcholesterinspiegels** ist abhängig vom Alter, Geschlecht, Rasse und Ernährungsgewohnheiten. Auffallend ist der Anstieg der Cholesterinwerte mit zunehmendem Alter (und zunehmender Verhärtung). Beim Neugeborenen findet sich demgegenüber kaum Cholesterin im Blut. Ebenso ist der Cholesterinwert bei Menschen tief, bei denen der Organismus stark gefordert wird, wie bei Überfunktion der Schilddrüse oder der Bauchspeicheldrüse. Umgekehrt kann aber auch eine zu schwache Verwurzelung (Träumernatur) zu einem niedrigen Cholesterinspiegel führen (zuwenig Erdenschwere!).

Die Schulmedizin erachtet Werte von **130-190 mg pro dl Blut** als optimal (obere Norm: 200 mg/dl). Werte von **200-265 mg/dl** gelten als **Risikofaktor für das Entstehen von Gefässkrankheiten und deren Folgen** (neben Rauchen, Stress, körperlicher Inaktivität). Genaugenommen ist der HDL-/LDL-Anteil massgebend und nicht so sehr der Gesamtcholesterinspiegel. Sein Durchschnitt liegt heute nämlich bei rund 230 mg/dl. Demzufolge wäre die Hälfte der Menschheit akut infarktgefährdet. Lassen wir uns deshalb nicht von Messdaten und Zahlen verwirren, die nicht aussagekräftig sind. Solange wir uns gut fühlen und natürlich auch keine Risikofaktoren haben (z. B. Rauchen, Übergewicht, Konsumation von vielen tierischen Fetten, ungenügende Bewegung), ist ein allenfalls erhöhter Blutcholesterinspiegel unbedeutend.

Das mit der Nahrung aufgenommene Cholesterin wird normalerweise abgebaut und ist so letztlich nicht direkt für zu hohe Blutcholesterinwerte verantwortlich. Diese entstehen vielmehr endogen, indem durch **zuviel tierisches Fett** oder durch **zuviel** einfache Kohlenhydrate (**Zucker und Weissmehl**) zuviel Cholesterin gebildet wird.

Negative Wirkungen haben:

- **Gesättigte, langkettige Fettsäuren,** wie sie in den tierischen Fetten vorkommen, erhöhen den Cholesterinspiegel. Je mehr von diesen Fetten konsumiert wird, umso mehr Cholesterin muss der Körper in Form von Gallensäuren für die Fettverdauung produzieren.
- Auch die im Übermass konsumierten **raffinierten Kohlenhydrate** sind für die Erhöhung des Cholesterinspiegels verantwortlich. Zu hoher Zuckerkonsum, der vom Organismus nicht verarbeitet werden kann, wird nämlich in Fettsäuren umgewandelt. Auch damit wird der Körper zu vermehrter Cholesterinproduktion angeregt. Herzinfarkt-Risiko und hoher Zuckerkonsum scheinen also zusammenzuhängen.
- Ferner ist bekannt, dass auch der **Alkohol und das Rauchen** einen erhöhten Cholesterinspiegel fördern.

Einen günstigen Einfluss haben:

- Durch Ballaststoffe (Faserstoffe) in der Nahrung wird die Aufnahme des Cholesterins gehemmt, was zu einer **Senkung des Blutcholesterinspiegels** führt. **Vollkornprodukte, Gemüse, Früchte** (v. a. in Form von **Rohkost**) sowie **Hülsenfrüchte** sollen in der täglichen Ernährung Priorität haben. Der Cholesterinspiegel der Chinesen figuriert z. B. am unteren Ende der Skala. Dies ist nicht weiter verwunderlich, da die Chinesen dreimal mehr Nahrungsfasern konsumieren als wir.

- Das Mehl oder das Granulat der **Guarbohne** ist sehr zu empfehlen, weil die darin enthaltenen wasserlöslichen Faserstoffe eine ausserordentlich hohe Quellfähigkeit besitzen. Und gerade das wird für die Reduktion des Cholesterins gebraucht.
- Blutcholesterin-senkend wirken **Linol- und Arachidonsäure** (ungesättigte Fettsäuren), z. B. in Form von **Fischölkapseln**, die einen sehr hohen Anteil an ungesättigten Fettsäuren haben.
- Verzehr von **zwei ungeschälten Äpfeln täglich** (hoher Pektingehalt) senken nachweislich den Cholesterinspiegel.
- Auch **Joghurt** (v. a. mit rechtsdrehender L(+) Milchsäure) hat eine cholesterin-senkende Wirkung. Noch wirksamer ist jedoch **Molke** (siehe S. 212 ff.), die allgemein die Blutfettwerte und insbesondere den Blut-Cholesteringehalt reduziert.
- Die günstige Wirkung von **Knoblauch** (z. T. auch von Zwiebeln) bei erhöhtem Cholesterinspiegel ist schon längst bekannt.
- In jüngster Zeit wird auch der Teepilz **Kombucha** empfohlen (cholesterinsenkende Wirkung im Versuch mit Katzen eindeutig belegt). Kombucha soll auch eine Heilwirkung bei Krebs, Rheuma, Arteriosklerose, Hypertonie, Leber- und Gallenleiden, Nervosität, Alterserscheinungen usw. haben. Vielleicht lohnt es sich, eigene Erfahrungen zu sammeln.
- Nicht zu vergessen ist genügend **körperliche Bewegung**, die ebenfalls einen positiven Einfluss auf den Blutcholesterinspiegel hat.

Im allgemeinen braucht sich der gesunde Mensch mit einer natürlichen (vegetarischen), frischkostbetonten und vollwertigen Ernährung (ohne Völlerei) keine Sorgen um seinen Cholesterinspiegel zu machen, da der Körper geringe Schwankungen selbst regelt, ohne zu erkranken. ■

Krebsgefährdung durch Nitrosamine

Nitrosamine gehören zu den stärksten bis heute bekannten **Karzinogenen,** also krebserzeugenden Stoffen. Sie werden aus **Nitrat** beziehungsweise **Nitrit** und einer weiteren stickstoffhaltigen Komponente, meist einem **Amin,** gebildet: das mit der Nahrung aufgenommene Nitrat wird in der Mundhöhle durch nitrifizierende Bakterien zu Nitrit reduziert, und dieses wandelt sich im Magen (wo ideale Bedingungen herrschen) zusammen mit körpereigenen oder durch die mit der Nahrung aufgenommenen Aminen (Eiweissverbindungen) zu Nitrosaminen um. Es kann aber auch schon direkt Nitrit über die Nahrung eingenommen werden. Fleischwaren sind die wichtigsten Nitritlieferanten (vor allem Wurstwaren). Mit Nitrit- oder auch Nitrat-Pökelsalz wird das Fleisch konserviert und bekommmt seine rote, hitzebeständige Farbe. Nitrit hat neben dem Risiko der Nitrosaminbildung eine weitere negative Eigenschaft: es bindet den roten Blutfarbstoff und beeinträchtigt dadurch den Sauerstoff-Transport des Blutes.

Hohe Nitratgehalte finden sich in gedüngtem Gemüse (Kunstdünger oder organische Überdüngung), insbesondere im **Spinat,** in der **Rande** (Rote Bete), im **Kohlrabi,** im **Blumenkohl** und im **Rettich** (über 60% des aufgenommenen Nitrates), **in vielen gesalzenen und geräucherten Lebensmitteln** und immer häufiger im **Trinkwasser,** vor allem dann, wenn es aus geringer Tiefe stammt und in einem landwirtschaftlich konventionell, d. h. intensiv genutzten Einzugsgebiet liegt (bei einer ökologisch vertretbaren, d. h. naturnahen Landwirtschaft, steht die Tierzahl in einem gesunden Verhältnis zur Bodenfläche und -art, und es werden keine Kunstdünger verwendet).

Untersuchungen haben gezeigt, dass ein Zusammenhang zwischen der Zahl der **Magenkarzinome** und der Höhe des Nitratgehaltes im Trinkwasser besteht.

Was begünstigt die Nitrosaminbildung?

- Die Nitrosaminbildung ist vor allem vom **pH-Wert** abhängig (Magenkranke mit zu wenig Magensäure gelten als besonders krebsgefährdet) und kann durch **Alkohol** noch gefördert beziehungsweise durch Ascorbinsäure (**Vitamin C**) gehemmt werden. Alkoholiker erkranken überdurchschnittlich häufig an Karzinomen der Mundhöhle, des Kehlkopfes und der Speiseröhre.
- Die **Zubereitungsart der Speisen** hat einen Einfluss auf den Nitrosamingehalt. Er wird **bei erhitzten, vor allem gebratenen und gegrillten (Fleisch)Speisen** gefördert (bei Temperaturen über 170 Grad Celsius).
- Nitrosamine können im Körper aber auch durch die Umweltbelastung (**Abgase**) oder durch den **Zigarettenrauch** (auch Passivrauchen!) gebildet werden.
- Nitrosamine sind auch in gewissen Lebensmitteln enthalten.

Vorsichtsmassnahmen

- Einschränkung des Verzehrs von Treibhausgemüse (doppelt so hohe Nitratkonzentration im Vergleich zum Feldanbau)
- Einschränkung des gebratenen und vor allem gepökelten Fleischverzehrs
- speziell ungünstige Kombinationen wie Schinken-Käse-Toast («Hawaii-Toast») meiden. Hier wurden bedenklich hohe Nitrosaminkonzentrationen festgestellt.
- **günstig** ist hingegen die **Kombination** von möglicherweise Nitrat-/Nitrit-haltigen Speisen **mit Vitamin C** (z. B. mit Kiwi, Orange usw.).

Bei einer biologischen und vegetarischen Vollwertkost und gesundem Wasser ist das Nitrosamin kein Problem! ∎

Nahrungsmittel-Allergien (Pseudo-Allergie)

Viele Allergien auf gewisse Nahrungsmittel sind gar keine richtigen Allergien. Grund: das Immunsystem ist nicht involviert. In solchen Fällen spricht man daher besser von **Nahrungsmittel-Unverträglichkeiten** oder Pseudo-Allergien. Von den Symptomen her sind jedoch pseudo-allergische Reaktionen von echten allergischen Reaktionen kaum zu unterscheiden. Sie zeigen sich oft in einer funktionellen Magen-Darm-Störung, in einer gestörten Atmung, in Form von Hautproblemen und weiterem mehr.

Nahrungsmittel-Unverträglichkeiten nehmen zu. In der BRD sind beispielsweise über 30 % der Kinder betroffen. Es sind oft «Defekte» (Degenerationen?) unseres Stoffwechsels, in dem z. B. einzelne Enzyme fehlen (der menschliche Organismus besitzt über 3000 verschiedene Enzyme), die für den Abbau eines spezifischen Nahrungsstoffs nötig sind. Oft wird die allergische oder pseudo-allergische Reaktion auch durch das Eiweiss (vor allem das tierische Eiweiss) in der Nahrung ausgelöst. Es kommt oft zu Blähungen, Krämpfen, Bauchschmerzen, Durchfall und allgemeinen Verdauungsstörungen, aber auch zu Ekzemen, Neurodermitis, allergischem Asthma, Migräne, Depressionen und anderen psychischen Störungen. Sogar Muskelschwäche und Gelenkschmerzen können auftreten.

Relativ gut Bescheid weiss man über die **Gluten-Unverträglichkeit,** bei der das Kleber-Eiweiss aus dem Getreide für die «allergische» Reaktion verantwortlich ist. In diesem Fall muss auf Mais, Hirse, Gerste und Reis ausgewichen werden.

Ebenso bekannt ist die **Lactose-Intoleranz** (ein vererblicher Fehler in der Darmschleimhaut), bei der das Enzym Lactase fehlt, das für den Abbau des Milchzuckers (Lactose) nötig ist. Hier hilft oft schon ein Ausweichen auf Joghurt, Kefir, Quark oder andere angesäuerte Milchprodukte, in denen der

Milchzucker bereits zum grössten Teil in Milchsäure umgewandelt ist oder durch die Darmbakterien noch abgebaut werden kann – vorausgesetzt, wir haben eine gesunde Darmflora! Achtung: Lactose (Milchzucker) kommt als Zusatzstoff auch in Fertiggerichten vor. Rechtsdrehende L(+) Milchsäure-Produkte bevorzugen, da die linksdrehende D(-) Milchsäure-Form besonders für Kleinkinder schlecht verträglich ist (siehe S. 192).

Zunehmend und auch sehr problematisch sind Unverträglichkeiten gegenüber **Zusatzstoffen** in unseren Nahrungsmitteln. Dies überrascht nicht, wenn wir die Deklarationen auf den industriell verarbeiteten Lebensmitteln lesen. Zusatzstoffe sind **Konservierungsmittel, Antioxidantien, Farbstoffe, Geschmacksverstärker, Aromastoffe, Phosphate, Geliermittel, Stabilisatoren, Emulgatoren, Säuerungsmittel, Backhilfsmittel** usw. (oft nur in Form von E-Nummern angegeben). Heute sind rund 2000 chemische Stoffe im Nahrungssektor zugelassen, und wir müssten eigentlich davor zurückschrecken, viele dieser Kunstprodukte «Lebensmittel» zu nennen.

Die Konsumation von «E-Nummer»-haltigen Nahrungsmitteln ist bei einer vollwertigen Ernährung ohnehin bedenklich und in den meisten Fällen überflüssig. Abgesehen davon, dass gewisse Farbstoffe Allergien auslösen, konnte im Tierversuch bei gewissen Konservierungsmitteln eine Begünstigung des Blasenkrebs festgestellt werden. Ein bestimmtes Antioxidans kann bei Säuglingen zu Blausucht führen. Besonders Kinder sind vom Symptom der **Hyperaktivität** betroffen, das oft auf phosphathaltige Nahrungsmittel und künstliche Zusatzstoffe allgemein zurückgeführt wird.

Die Toleranz unseres Körpers ist nicht unbegrenzt! Bei vielen Menschen ist das gesunde Mass längst überschritten. Auch bei der «echten» Allergie ist das Immunsystem (bzw. das Grundregulationssystem) überfordert und daher krank. Die «Kunstnahrung» hat auch einen **negativen Einfluss auf unsere**

Geschmackssinne. Sie enthält uns das natürliche Aroma vor, sei es, dass es verändert, verstärkt oder unterdrückt wurde. Wir werden dadurch auf eine neue, künstliche Geschmacksnote programmiert. Die «natürlichen» Geschmackssinne sind nach wie vor Voraussetzung für das Wirken des natürlichen Instinktes.

Ein weiterer Aspekt, nämlich der des Zusammenwirkens **(Synergismus)**, wird heute meistens übersehen: ein einzelner Zusatzstoff mag harmlos sein, in Kombination mit anderen Zusatz- beziehungsweise Schadstoffen aus unserer Umwelt kann jedoch eine potentielle Gesundheitsgefährdung entstehen. Ein Schadstoff kann z. B. seine Giftigkeit um ein Vielfaches steigern. Ein Beispiel ist das krebserzeugende Benzpyren aus Autoabgasen (Smog). Begleitstoffe in den Abgasen, die allein nicht krebserzeugend sind, erhöhen die kanzerogene Wirkung des Benzpyrens um das 600fache. In Grossstädten genügt also 1/600 der sonst erforderlichen Benzpyrenmenge, um Krebs zu erzeugen (Untersuchungen an Rattenembryonen: A. E. Freeman et al., 1971). In Anbetracht der zunehmenden Zahl von Fremdstoffen – von der Wissenschaft als harmlos bezeichnet – in unserer Nahrung und in der Umwelt sind solche synergistischen Effekte immer wahrscheinlicher. Etliche Krankheiten, die scheinbar grundlos ausbrechen, sind möglicherweise darauf zurückzuführen.

Wenn wir einer potentiellen Gesundheitsgefährdung aus dem Weg gehen oder einer schon bestehenden Nahrungsmittelunverträglichkeit ausweichen wollen, ist die einzige Konsequenz: **Unverträgliche Nahrungsmittel meiden! E-Nummer-haltigen Nahrungsmitteln aus dem Weg gehen!**

Wenn Betroffene zu einer natürlichen, ausgewogenen, biologischen, vollwertigen und rohkostbetonten Ernährung zurückfinden, verschwinden meistens auch die (pseudo)allergischen Symptome. ■

Es ist notwendig, dass wir unseren natürlichen Nahrungsinstinkt wieder finden, der uns auch vor (Pseudo)allergien schützen kann. Eine natürliche Nahrung ist geschmacklich auch für unsere Sinne viel attraktiver als ein Produkt, ausgezeichnet mit einem ganzen E-Nummern Katalog. Eine Gesamtliste der in unserer Nahrung vorkommenden E-Nummern ist als Sonderdruck bei «Öko-Test-Magazin», Postfach 111452, D-6000 Frankfurt 11, erhältlich.

(Pseudo)Allergien können auch im Zusammenhang stehen mit einem **Mangel an** den Spurenelementen **Zink** und **Selen** sowie an den **Vitaminen C** und **E**. Ebenfalls ein Grund, dass man als eigentliche Gesundheitsprophylaxe auf eine möglichst vollwertige Ernährung umstellt.

Denken wir auch daran, wie wichtig eine gesunde Darmflora ist! Denn bei vielen Nahrungsmittelallergien ist die Voraussetzung für den Gesundungsprozess die Wiederherstellung einer ausgeglichenen Darmbakterien-Gemeinschaft (Symbioselenkung).

Fasten

Fasten ist die sicherste, schnellste und befriedigendste Methode, um sich von den angesammelten Gift- und Schlakkenstoffen zu befreien.

Als spürbaren Erfolg bezeichnen die Fastenden immer wieder ein **schnelles und deutliches Nachlassen von Gelenkbeschwerden** (Schulter, Nacken, Wirbelsäule, Becken) wie auch von Kopfschmerzen und Migräne und eine Besserung der depressiven Verstimmung. Auch Verdauungsstörungen, Leber-/Gallenbeschwerden, Venenentzündungen, Krampfadern und Bluthochdruck werden durch das Fasten günstig beeinflusst.

Fasten (aber auch Rohkost) beeinflusst das weiche **Bindegewebe,** indem dieses gereinigt, **durchgespült** und **regeneriert** wird. Fasten ist überhaupt die wirksamste Therapiemethode bei praktisch allen **chronischen Krankheiten** unserer Zivilisation. Es ist aber auch angezeigt bei körperlichen Unstimmigkeiten, bei Kraftlosigkeit oder auch bei einem Sich-Nicht-Wohl-Fühlen in der eigenen Haut. Fasten führt zu innerer Klärung, Klarheit und Reinheit – es ist ein **körperlich-seelisch-geistiger Reinigungsprozess.** Er ist die Voraussetzung jeder Heilung.

Fasten ist aber nicht nur etwas für «Kranke» oder Sich-Krank-Fühlende. Fasten und Gesundheit gehören zusammen. Durch regelmässiges Fasten können wir unsere Gesundheit stabilisieren. **Eine der besten Gesundheitsprophylaxen ist das regelmässige Fasten.** Es bedeutet viel mehr als Nicht-Essen und sollte deshalb nicht zum Abnehmen «missbraucht» werden. 1-2 Fastenkuren jährlich können uns wieder das rechte Mass lehren, damit wir zwischenzeitlich keine überflüssigen Pfunde ansetzen.

Das Fasten beginnen wir am besten mit einer **Darmreinigung** (Einlauf mit körperwarmem Wasser oder Kamillentee oder auch durch Einnahme eines Durchfallmittels wie z. B. Glaubersalz). Den Einlauf wiederholen wir solange, bis nur noch klare Flüssigkeit austritt (spätestens in 2-3 Tagen erreicht).

Am wirksamsten ist **totales Fasten:** Nur heisses Wasser oder heissen Kräutertee trinken. Wir nehmen diese Flüssigkeit so bewusst ein, als ob sie feste Nahrung wäre. Schon während dieser Fastenzeit (5-10 Tage) kann sich die ursprüngliche Beweglichkeit wieder einstellen. Je schwerer der «Rheuma»-Fall, desto häufiger sind natürlich Fastenperioden oder mindestens einzelne Fastentage einzuschalten. Aber auch das Saftfasten (Frucht- oder Gemüsesäfte, wobei sich die **Sellerie-Saftkur** besonders eignet) kann den erhofften Erfolg bringen.

Aus geistiger Sicht kann Fasten ein **Bewusstwerden des Verdrängten** oder ein Aufarbeiten des ins Unbewusste «Abgelagerten» (= Schlacken) bedeuten, was gerade für «Rheuma»-Kranke von grosser Bedeutung ist. Mahatma Gandhi hat vom Fasten gesagt, dass er darauf ebensowenig verzichten könne wie auf seine Augen. Was diese für die äussere Welt sind, ist das Fasten für die innere.

Im allgemeinen macht uns Fasten freier. Wir sehen klarer (auch im übertragenen Sinn). Unsere Sinne sind schärfer. Wir fühlen uns innerlich rein und geläutert. Wir haben mehr Energie, sind wacher, voller Vitalität und Lebensfreude und haben allgemein ein gutes (Körper)gefühl. Zu diesen positiven körperlichen und seelischen Gefühlen kommt es oft schon während der Fastenzeit. Natürlich können bei Nikotin-, Alkohol- und Koffein-Abhängigen auch unangenehme Reaktionen auftreten, die aber im Laufe der Fastenperiode verschwinden.

Ein weiterer Vorteil des Fastens ist der **Zeitgewinn.** Spätestens jetzt realisieren wir, wieviel Zeit wir eigentlich fürs Essen brauchen: Einkaufen, Essensvorbereitung, Kochen, Tisch decken, Essen, Abwaschen usw. oder je nach dem auch der Weg zur Kantine, zum Restaurant und zurück. Unser Bewusstsein ist normalerweise durch den Tag für längere Zeit «blockiert» durch unsere gedankliche Ausrichtung auf das Essen, unsere Essgelüste, unsere negativen Gefühle, wenn wir zuviel gegessen haben usw. – kreative Zeit, die uns verlorengeht. Diese «gewonnenen» Stunden – schon 1 Fastentag pro Woche zählt – ergeben bereits eine ansehnliche Summe, die uns zur freien Verfügung steht. Wir gewinnen Zeit für unsere Hobbies, für die Meditation, für das autogene Training oder für allgemeine Gesundheitsübungen oder auch fürs Nichtstun, fürs «Dolce far niente». **Fasten macht uns in jeder Beziehung freier.** Fasten ist also kein Opfer, sondern ein Gewinn, sowohl in körperlicher wie auch in geistig-seelischer Hinsicht. Es ist eine **ganzheitliche (körperlich-geistig-seelische) Gesundheitsprophylaxe.**

Die **Phase des Fastenbrechens,** in der wir unseren Körper wieder langsam an die Nahrung gewöhnen, ist eine sehr wichtige und bewusstseinserweiternde Phase. Wir sind ganz gegenwärtig beim Essensakt, kauen äusserst intensiv, essen so langsam, als ob wir eine Ewigkeit damit beschäftigt sein möchten (ein schnelleres Vorgehen würde auch unserem Organismus Probleme bereiten). Geschmacksnuancen erleben wir bewusster und intensiver als vor dem Fasten und geniessen dementsprechend Biss für Biss in vollen Zügen. Selbst eine einfache Nahrung geniessen wir, als ob sie das grösste Festmahl wäre. Vielleicht kann uns gerade das Fasten lehren, das Einfache wieder zu geniessen – nicht nur, was die Nahrung betrifft. Wir sind uns unseres gereinigten Körpers bewusst. Allein schon aus diesem Grunde, im eigenen Interesse also, achten wir nach «erfolgreicher Fastenkur» mehr auf die **Qualität unserer Nahrung,** auf das, was wir tagtäglich essen. Wir wollen doch unseren Organismus nicht gleich wieder mit Schadstoffen überschwemmen (belasten), nachdem wir ihn gereinigt haben. Vielleicht fällt uns jetzt auch der Zugang zu natürlicher, biologisch reiner, vollwertiger Nahrung leichter.

In der Phase des Fastenbrechens erfüllt uns oft auch ein Gefühl der Dankbarkeit. Es ist eine Wertschätzung der lebensspendenden Nahrung, den Pflanzen (und Tieren) gegenüber, die sich für uns «geopfert» haben. Tagtäglich satt zu sein ist keine Selbstverständlichkeit. Es gibt zu viele Hungernde auf dieser Erde. Mahatma Gandhi hat gesagt: «Wer zuviel isst, stiehlt die Mahlzeit einem anderen, der wegen der Masslosigkeit des Vielessers hungern muss» – Worte, die uns vielleicht erst jetzt wirklich bewusst werden. Worte, die uns aber auch danach, wenn wir wieder «normal» essen, begleiten dürfen. Sie helfen uns, das rechte Mass halten – für uns und unsere Gesundheit wie auch für die

Umwelt – aus Liebe und aus Solidarität zu den Hungernden auf dieser Erde.

Fasten ist prinzipiell zu jeder Zeit möglich. Zwei Zeiten sind jedoch geradezu prädestiniert zum Fasten – nämlich anfangs Winter und zu Beginn des Frühlings. Im ersten Fall reinigen wir uns vor der natürlichen Ruhepause (dem Winterschlaf der Natur), im zweiten Fall ist es die Zeit des «Neuen Erwachens», der Wiedergeburt der Natur. Wir befreien uns von altem Ballast, um uns den neuen Lebenskräften öffnen zu können.

Anstelle oder noch besser zusätzlich zu einer alljährlichen Fastenkur von mindestens 1 Woche sind aber auch schon sogenannte **«Entlastungstage»** (1mal pro Woche über das ganze Jahr verteilt oder mindestens während 1-2 Monaten) geeignet, um der tagtäglich fortschreitenden Verschlackung entgegenzuwirken, bevor sich eine Krankheit einstellt. **Gönnen wir doch unserem Verdauungssystem auch einmal etwas Erholung und Entspannung!** Wir haben verschiedene Möglichkeiten, die wir je nach Lust und Laune durchführen können:

- **Fruchttag:** Wir essen ausschliesslich Früchte (nach Möglichkeit biologische), die unserer Vegetation, der Jahreszeit und dem eigenen Geschmack angepasst sind.
- **Saftfasttag:** An diesem Tag trinken wir 2-3 Liter (selbstgepressten) Gemüse- oder Fruchtsaft (sich für das eine oder andere entscheiden).
- **Rohkosttag:** Wir können sowohl Früchte als auch rohes Gemüse (ausser Bohnen und Kartoffeln) essen. Sehr gut kauen!
- **Reistag:** Zirka 200 g gekochten Vollreis auf den Tag verteilt. Reis ist zur Entschlackung bestens geeignet. Wichtig ist auch hier das gute Kauen.
- **Wasser- (und Tee)fasttag** (ohne Kalorienzufuhr): Am besten zusätzlich einen Einlauf machen (siehe Bemerkungen zu heissem Wasser S. 186 f.).

Als Einstieg beziehungsweise weiterführende Literatur seien die folgenden Fasten-Bücher empfohlen: Dr. med. Rüdiger Dahlke: «Bewusst Fasten», (Urania Verlag, München), das mehr den seelischen Aspekt des Fastens abdeckt, aber auch handfeste praktische Hinweise bietet. Dr. med. Hellmut Lützner: «Wie neugeboren durch Fasten» und «Richtig essen nach dem Fasten» (Verlag Gräfe und Unzer).

Fasten mit Molke
Ein leichteres, aber nicht weniger nutzbringendes Fasten ist das Molkefasten. Wir fühlen uns mit Molke körperlich weniger schlaff und haben ein kleineres Hungergefühl während den ersten zwei Tagen als beispielsweise beim Wasser-/Teefasten. Zusammensetzung der praktisch fettfreien (cholesterinfrei) und Milchvitamine enthaltenden Kurmolke (250 Kalorien/Liter):

- 30 g Eiweiss (Albumin-Globulin-Eiweiss)
- ca. 50 g Milchzucker, ca. 10 g Milchsäure (davon ca. 90 % rechtsdrehende L(+)Milchsäure)
- 1850 mg Kalium
- 450 mg Natrium

Rund 1 Liter basenüberschüssige Kurmolke in 5-7 Portionen über den Tag verteilt trinken. Eine Kombination mit Pflanzensäften wie Brennessel- oder Löwenzahnsaft verstärkt die Wirkung der Kur noch.

Die Molke (Schotte oder Käsemilch) ist das dünnflüssige, äusserst wertvolle «Abfallprodukt» bei der Käseherstellung, nachdem die Milch durch das Labferment beziehungsweise durch die Milchsäuerung zum Gerinnen gebracht und das Casein und Fett im Quark oder Käse abgeschieden worden ist. Man bezeichnet die grünlichgelbe Molke deshalb auch als das **«Serum» der Milch**.

Die Molke enthält sämtliche in der Milch enthaltenen Mineralstoffe **(basenüberschüssig!),** die **Vitamine A, C, E** sowie alle B-Vitamine. Sie ist auch **reich an Milchzucker** (Laktose), der im unteren Dünndarm und Dickdarm durch unsere symbiotisch lebenden Bakterien (Darmflora) zu Milchsäure abgebaut wird. Daneben enthält die Molke selbst ca. 1% Milchsäure (aus der Aktivität milchsäurebildender Bakterien stammend, die bei der Käseherstellung verwendet worden sind). Diese Milchsäure erzeugt in den unteren Darmregionen ein leicht saures Milieu, was **die Lebensbedingungen nützlicher Darmbakterien** (Darmflora) **begünstigt** und umgekehrt **diejenigen der Fäulnisbakterien verschlechtert (entgiftender Effekt)**. Dies hat auch eine positive Auswirkung auf den Geruch des Stuhles. Im übrigen begünstigt die Milchsäure die **Darmfunktion**, d. h. sie **verkürzt die Verweildauer des Darminhaltes** (raschere Darmentleerung), wodurch auch die Giftstoff-Resorption im Enddarm reduziert werden kann. Zudem wird der Stuhl weicher. Es entstehen weniger bakterielle Zersetzungsprodukte, die vom Darm aus in die Leber gelangen können. Die **Leber** wird dadurch in ihrer Entgiftungsarbeit **entlastet**. Die Milchsäure der Molke verbessert auch die Resorption von Calcium, Kalium, Magnesium und Phosphat in das Blut (weitere Details bezüglich der Wirkung der Milchsäure, siehe S. 191 ff.). Molke bewirkt also eine **Sanierung des Verdauungstraktes**.

Eine Molke-Trinkkur hat im weiteren eine **reinigende, durchspülende Wirkung auf das Grundgewebe** (siehe S. 48), dem sich im ganzen Organismus zwischen Kapillaren und Organzellen erstreckenden Bindegewebe (Netz von Bindegewebsfasern), in dem sich der extrazelluläre Stoffaustausch abwickelt. Dieses Gundgewebe wird vom Organismus als Depot für die Ablagerung von Natrium, Wasser, Harnsäure und anderen Stoffwechselendprodukten verwendet, wenn zu wenig dieser Stoffe ausgeschieden werden können. Ist das Grundgewebe aber mit solchen Stoffen überladen, so leidet sein Funktionsvermögen, was negative Folgen auf den gesamten Organismus hat. Eine Molke-Kur kann also einen erhöhten Gehalt von Harnsäure, Natrium (begünstigt den Bluthochdruck) und anderen, meist giftigen Stoffwechselendprodukten im Blut normalisieren, da sie die Ausscheidung begünstigt. Die Durchspülung des Grundgewebes hat einen positiven, «entkrampfenden» Effekt auf die an das Grundgewebe angrenzenden Kapillaren. Das Blut fliesst wieder leichter. Das Herz wird entlastet und kann deshalb seine Druckleistung herabsetzen. Der **hohe Kalium-** und **niedrige Natriumgehalt** der Molke begünstigt diesen Effekt und hilft, den Körper zu entwässern. Die Molke eignet sich für natriumarme Kostformen, wie sie bei Bluthochdruck und Nierenerkrankungen gebraucht werden.

Molke regt den gesamten Stoffwechsel und Kreislauf an, entschlackt das Gewebe und senkt auch nachweislich die Blutfettwerte, insbesondere den Cholesteringehalt im Blut.

Trotz ihres geringen, aber qualitativ wertvollen Eiweissgehaltes (Albumin und Globulin) ist die Molke geradezu prädestiniert für eine (auch längere) Fastenkur. Das Molke-Eiweiss besitzt nämlich **höchste biologische Wertigkeit** (Eiweisszusammensetzung sehr ähnlich der Bluteiweisszusammensetzung, übertrifft auch diejenige vom Ei). Schon kleine Mengen Molke-Eiweiss reichen aus, um den täglichen Eiweissbedarf des menschlichen Organismus zu decken. Deshalb kann mit Molke auch eine lange Fastenperiode (2-4 Wochen) problemlos bewältigt werden. Da sie zudem basenreich ist, wirkt sie beim Fasten einer allfälligen Übersäuerung des Blutes entgegen. Die Molke enthält zudem den Wirkstoff Orotsäure, der beim Aufbau des körpereigenen Eiweisses mithilft. Die reiche Palette wertvoller Eigenschaften macht klar, weshalb die gesundheitsfördernde Wirkung der Molke schon im Altertum sehr geschätzt wurde. Bereits Hippokrates verordnete Molkekuren – und nicht bloss als Unterstützung für eine ideale Fastenkur.

Molkebäder sind seit alters her bekannt als eigentliche **Schönheitskuren.** Sie beugen Hautunreinheiten und Pilzerkrankungen vor, straffen die Haut und sind bei Hautausschlägen wie Ekzem, Psoriasis, Neurodermitis eine wahre Wohltat.

Der Säuregrad der frischgewonnenen Molke ist neutral (pH 6,5-7,0). Sie wird dann aber beim Stehenlassen, besonders in der Wärme, zusehends saurer, bedingt durch die in der Luft vorhandenen Milchsäure-Bakterien, die den Milchzucker der Molke zu Milchsäure abbauen (vergären). Es kommt durch diesen Prozess, im Gegensatz zur ursprünglich vorhandenen, gut abbaubaren L(+)Milchsäure, zur physiologisch ungünstigen D(-)Milchsäure, die schlecht abbaubar ist (siehe S. 191 f.). Aus diesem Grund wird die Molke normalerweise unmittelbar nach Anfall bei der Käseproduktion schonend zu Molke-Pulver und -Granulat weiterverabeitet. Beide Produkte verhalten sich von der Zusammensetzung her wie Frischmolke. Das Granulat besitzt den Vorteil, leichter löslich zu sein. Obwohl auch die Trockenprodukte qualitativ hochstehend sind, ist doch einer biologischen Frischmolke der Vorzug zu geben.

Es gab und gibt auch heute wieder Kurhäuser, die sich auf Frischmolke-Kuren (Entschlackungs- und Abmagerungskuren) spezialisiert haben. Um die Jahrhundertwende zählte man in Deutschland noch über 100 Kurorte, die Molke-Trinkkuren anboten. (Weitere Informationen, Kuranleitungen, Menuvorschläge und Rezepte mit Molke sind im Buch von Dr. med. H. Anemüller: «Die Molke-Trinkkur»/Reform-Verlag, CH-8640 Rapperswil enthalten).

Ernährungsgewohnheiten und Gesundheitsgefährdung

Nicht ein einmaliges Vorkommen einzelner der nachfolgenden Symptome gibt zu Besorgnis Anlass. Bei wiederholten, in kurzen Abständen auftretenden Beschwerden oder Unpässlichkeiten ist jedoch eine Abklärung notwendig:

- **saurer Urin** während längerer Zeit (Messung siehe S. 153).
- **belegte Zunge am Morgen:** unsere Ausscheidung (Entgiftung) erfolgt auch über unsere Schleimhäute (*).
- **schlechter Atem:** auch über den Atem werden Giftstoffe bzw. Stoffwechselabbauprodukte ausgeschieden. Ein übler Mundgeruch ist möglicherweise auch ein Hinweis auf ein zu kleines Trinkvolumen.
- **Schleimabsonderung** (häufiges Spucken)
- **übermässiger und stinkender Schweiss:** (Gift)ausscheidung über die Haut
- **Aufstossen, Sodbrennen, Blähungen oder sonstige Verdauungsstörungen** (**)
- **unregelmässiger Stuhlgang, Verstopfung oder harter Stuhl:** ausreichende Menge Wasser getrunken? Wie steht es mit den Faserstoffen in der Nahrung? Auch Sauerkraut(saft) ist ein bewährtes Rezept bei chronischer Verstopfung und zur Regeneration der Darmflora. Ausreichende Bewegung?
- **unreine Haut, Ekzeme:** Fasten oder Rohkostdiät als Therapie
- **fahle, leblose Haut:** Ausdruck eines Mangels an vitalisierender Kost. Auf möglichst naturbelassene Vollwertkost übergehen (Rohkost)
- **trockene Schleimhäute:** Trinkmenge von Wasser überprüfen. Genügend ungesättigte Fettsäuren aus pflanzlichen Oelen in der Nahrung?
- **trockener Mund:** zuviel Salz/Alkohol konsumiert im Verhältnis zum eingenommenen Wasser?
- **fettige Haut:** allgemeines Überessen wie auch der Verzehr von zuviel tierischen Fetten. Fettstoffwechselstörung?
- **Haarausfall:** oft durch Mineralstoffmangel bedingt (siehe S. 228 ff.), eventuell eine Haarmineralanalyse machen lassen zur Abklärung, was fehlt. Mehr Kohlenhydrate konsumieren und weniger tierisches Eiweiss
- **Müdigkeit allgemein (unerklärliche) sowie insbesondere nach dem Essen:** Meist eine Frage von zuviel, zu spät, der

falschen Nahrungszusammenstellung (siehe Haysche Trennkost, S. 174 ff.) und der fehlenden vitalisierenden Stoffe in der Nahrung. **Achtung:** eine chronische Müdigkeit ist oft Ausdruck eines vergifteten (übersäuerten) Körpersystems. Verstopfung beseitigen. Nierenbeschwerden? Leberprobleme? Genügend Schlaf?

- **Kopfschmerzen, Migräne:** (heisses) Wasser wirkt oft Wunder. Haben wir überhaupt genügend Flüssigkeit zu uns genommen?
- **Schwindel,** wenn nicht Kreislauf-bedingt: eventuell zuwenig Natrium

- **allgemeines Unwohlsein:** Es gibt viele Gründe: Ernährung (Kombination) aufgrund der in diesem Buche aufgestellten «Soll»-Liste überprüfen
- **schlecht heilende Wunden:** eventuell Ausdruck eines Mineralstoffmangels, insbesondere von Zink (in «Magnesit» enthalten)

(*) **belegte Zunge:** Eine gräulich-weiss belegte Zunge am Morgen ist meist Zeichen einer Giftausscheidung. Wir können dieses Phänomen besonders häufig beim Fasten beobachten, wo alte Schlacken und Giftstoffe sukzessive abgebaut werden. Versuchen wir herauszufinden, wann und nach welchen Nahrungsmittelkombinationen es zu einem solchen Symptom kommt. Bei den Indern gehört das Zungenputzen zur täglichen Mundhygiene wie bei uns das Zähneputzen beim Aufstehen. Wir können dies sehr gut mit einem Kaffeelöffel machen, den wir ein paar Mal von hinten nach vorne über die Zunge führen und schaben, bis die ursprüngliche rosarote Farbe der Zunge wieder zum Vorschein kommt (dies ist aber nur eine «kosmetische» Reinigung und nicht eine ursächliche!). **Anmerkung:** Wir werden selten bis nie eine belegte Zunge haben, wenn wir viel Frischkost essen. Es kommt relativ häufig zu einer belegten Zunge, wenn wir zuviel Zucker- und Weissmehlprodukte konsumieren.

(**) **Verdauungsstörungen:** ein Bewegungungsprogramm vor dem Essen unterstützt die Verdauungstätigkeit im Sinne einer schnelleren und besseren Verdauung ohne Gärung oder Fäulnisbildung (siehe auch Kapitel Bewegung, S. 97).

Neben einem «Zuviel», «zu spätem Essen», «tierischem Eiweiss am Abend», einem «Nicht-Einhalten der Hayschen Trennkost», dem «Trinken zum Essen» (vor allem von süssen und kalten Getränken) und einem zu raschen Übergang auf Vollwertkost, nachdem wir uns jahrelang «konventionell» mit raffinierter Kost ernährt haben (der Körper braucht Zeit, um sich an die grössere Verdauungsleistung zu gewöhnen), gibt es noch weitere Möglichkeiten für eine Verdauungsstörung. Sie kann z. B. auch die Folge einer süssen Nachspeise im Anschluss an eine Vollkornspeise, Gemüse oder Früchte sein. Kommen nämlich Zucker und Zellulose im Verdauungstrakt zusammen, so wird durch die Anwesenheit der Darmbakterien eine **Gärung** hervorgerufen. Dabei können toxische Verbindungen entstehen. Auch frische Hefebrote können übrigens zu Blähungen führen, vor allem, wenn wir diese hinunterschlingen. Wir können unsere Verdauungskraft verbessern, wenn wir den Speisen «Feuer»elemente wie Kümmel, Fenchel, Curry und andere Gewürze zufügen oder diese mitkochen.

Schlaf-Tips in Zusammenhang mit der Ernährung

Um sich am Morgen voll ausgeruht, entspannt, regeneriert, leicht und voller Lebenskraft zu fühlen – selbst mit wenig Schlaf – sind folgende Massnahmen empfehlenswert:

– vor 22.00 Uhr ins Bett gehen und vor 06.00 Uhr aufstehen (natürlicher Rhythmus!)
– nach 20.00 Uhr nichts mehr essen.
– die Abendmahlzeit einfach gestalten und so wenig wie möglich essen. Je leichter wir essen, desto leichter fühlen wir uns nachher.

- Haysche Trennkost beachten (siehe S. 174 ff.).
- Fleisch, Fisch, Eier, Käse und Hülsenfrüchte (konzentrierte Eiweisse) aus der Abendmahlzeit streichen (siehe S. 164). Sollte dies einmal nicht möglich sein, so haben sich frische Ananas oder Papaya (auch als Tabletten erhältlich) bewährt, welche natürliche eiweissspaltende Enzyme besitzen.
- Ein ausgiebiger Spaziergang an der frischen Luft kann uns helfen, wenn wir zu viel und zu schwer gegessen haben. Auch ein Gymnastik-Programm, das unseren Kreislauf in Schwung bringt, ist förderlich, weil so der Stoffumsatz aktiviert wird.
- keine Rohkost am Abend, da diese zu vitalisierend ist
- keine süssen (gezuckert) Nachspeisen am Abend nach einer vollwertigen Mahlzeit
- versuchen, mit positiven und vertrauensvollen Gedanken für den nächsten Tag einzuschlafen. Sich an das halten, was positiv war, was man erreicht hat. Sich nicht am «Negativen» festklammern.

Lebensmittelqualität aus der Sicht des Konsumenten

Mit dem im Titel gebrauchten Begriff «Lebensmittel» sind wir bereits in die Problematik eingestiegen. Ein Nahrungsmittel soll nicht bloss nähren, d. h. die nötigen kalorischen Grund- und Aufbaustoffe wie Eiweisse (Proteine), Kohlenhydrate und Fette (Lipide) enthalten, sondern auch reich an «Vitalstoffen» sein. Es sind dies Vitamine, Mineralstoffe, Spurenelemente, Enzyme, Aroma- und Faserstoffe. Erst als natürliches Ganzes, als alles Umfassendes wird ein Nahrungsmittel zum Lebensmittel, das auch «belebt».

Diesem Anspruch wird nur ein möglichst naturnahes, umweltfreundlich gezogenes und schonend zubereitetes Produkt gerecht, wie wir es in Form der biologischen und bio-dynamischen (*) Erzeugnisse oder zum mindesten bei «integriert» produzierten Gütern finden. Solche Nahrungsmittel verdienen die Bezeichnung «Lebensmittel», da sie höchste Qualitätsansprüche erfüllen. Auf die Bedeutung der biologischen Produktionsweise in der Landwirtschaft und Tierzucht bezüglich Umwelt soll nur kurz hingewiesen werden. Wir erhalten dadurch fruchtbarere Böden, die Bodenerosion wird gestoppt, die Landschaft und die Natur werden geschützt und die Artenvielfalt von Flora und Fauna kann wieder wachsen. Die Massentierhaltung und die Überschuss-Produktion werden vermieden, was vor allem auch aus ethischen Gründen notwendig ist.

(*) Bei der biologisch-dynamischen Anbauweise wird beim Aussähen und Ernten auf die Mondphase und den Sonnenstand geachtet. Auch die Nachbarschaft zu anderen Pflanzen, die Düngung und die Bodenbeschaffenheit beeinflussen die Qualität eines Lebensmittels massgeblich. Bei Beachtung der bio-dynamischen Grundsätze wird der Nährstoffgehalt, die Vitalstoffe, das Aroma, der Geschmack, die Bekömmlichkeit und Haltbarkeit der Erzeugnisse verbessert.

Aus der Sicht des Konsumenten machen folgende «wertgebenden» Grössen die Qualität aus:

– grosser natürlicher Reichtum an Nähr- und Aufbaustoffen
– kleinstmöglicher Nitratgehalt
– kleinstmögliche Schadstoffbelastung
– nach Möglichkeit keine Zusatzstoffe (weder natürliche noch künstliche)
– Fülle an natürlichem Aroma und Geschmack (Teil des Genusswertes)
– das natürliche Aussehen der Erzeugnisse ist am ehesten ein Garant für gute Qualität. Makellosigkeit und gross gewachsene Produkte sind höchstens äussere Qualitäts-

merkmale, sagen aber nichts aus über den Gehalt (innerer Wert)
- so frisch wie möglich
- gute Haltbarkeit ohne wesentlichen Verlust an essentiellen Stoffen
- Bekömmlichkeit des Nahrungsmittels (individuell)
- höchstmögliche Ausnutzungsrate (Resorption) der Nährstoffe
- psychologischer Wert
- ökologischer, politischer Wert

Die Nahrungs(Lebens)mittel-Qualität ist also grob gesehen von drei Kriterien abhängig: – von objektiv fassbaren, also messbaren Inhaltsstoffen – von heute noch nicht messbaren Inhaltsstoffen (mangels geeigneter Analysemethoden) – von subjektiven Komponenten wie Aroma, Geschmack und anderen sensorischen Eigenschaften. Zum subjektiven Bereich gehört natürlich auch der psychologische, ökologische und politische Wert eines Nahrungsmittels (siehe später), der für jeden Menschen verschieden ist. Da ein Nahrungsmittel aber auch eine «geistige» Qualität aufweist, die individuell gewertet wird, kann es keine allgemein gültige Definition der Qualität geben.

Nicht wenige lassen sich bei der Bewertung eines Nahrungsmittels von Werbeaussagen leiten, wobei auch Prestige und Image eine Rolle spielen. Einen rein persönlichen Wert hat ein Nahrungsmittel dann, wenn es an eine Familientradition (z. B. der liebgewonnene «Sonntagsbraten») gebunden ist. Auch spezielle Situationen können die Beziehung zu einem Nahrungsmittel prägen: z. B. erstes Verliebtsein oder Anhören einer schlechten Nachricht, bei der einem das Essen förmlich im Halse stecken geblieben ist. Solche Erlebnisse können einen grossen (unbewussten) positiven oder negativen Erinnerungswert haben.

Der **Genusswert** ist mit dem psychologischem Wert vernetzt. Er umfasst Farbe, Form, Geruch, Geschmack, Konsistenz,

Temperatur, also alle sinnlich wahrnehmbaren Aspekte eines Nahrungsmittels. Dieser Genusswert ist subjektiv. Beim einen bewirkt z. B. die rote Farbe eine positive, beim andern eine negative Reaktion. Gleiches gilt beim Geruch, Geschmack usw. Neben der äusseren sinnlichen Wahrnehmung eines Nahrungsmittels (z. B. der Geschmack) existiert auch eine «innersinnliche Qualitätskontrolle». Das vom Gehirn für gut befundene Nahrungsmittel wird nun noch von der Pankreas (auch als Gehirn des Stoffwechsels bezeichnet) beurteilt. Je nach der Qualität des Nahrungsmittels ist die Zusammensetzung und die Menge der gebildeten Verdauungssäfte unterschiedlich. Bei guter Nahrungs-Qualität wird dann in einer späteren Phase (nach dem biochemischen Abbau der Nahrung) auch ein qualitativ hochstehender Neuaufbau (von Körpersubstanz) in die Wege geleitet (Vortrag Dr. med. Udo Renzenbrink über «Umweltkrise» – Immunschwäche) vom 29. 5. 89 in Bern).

Die Haltbarkeit eines Lebensmittels ist ein weiteres wichtiges Kriterium für den Konsumenten. Sie gehört zum **Eignungs- oder Nutzwert** und ist Teil der Qualität. Unter dem Nutzwert verstehen wir auch die Verwendungsmöglichkeit eines Lebensmittels. So ist z. B. nicht jede Kartoffel- und jede Reissorte für jedes Gericht geeignet. Der Verwendungszweck entscheidet, welches Produkt wir wählen.

Die Bekömmlichkeit/Verträglichkeit eines Nahrungsmittels hängt nicht allein vom Produkt ab, sondern kann von Mensch zu Mensch verschieden sein. Eine wesentliche Rolle spielt zudem die Nahrungsmittel-Kombination, also die Zusammensetzung einer Mahlzeit. Dies gilt auch für den Ausnutzungsgrad, die Resorptionsrate, die z. B. beim Eiweiss durch Kombination einzelner Eiweiss-Arten (z. B. Milch und Getreide und im richtigen Verhältnis) wesentlich höher sein kann, als wenn der Nahrungsstoff einzeln gegessen wird (Erhöhung der biologischen Wertigkeit). Auch die Vitamine und Mineralstoffe brauchen die Anwesenheit eines oder sogar mehrerer anderer Stoffe, um überhaupt verwertet werden zu können. Im «Naturprodukt» ist diese optimale Kombination meist schon enthalten beziehungsweise noch nicht zerstört. Für die Resorption ist auch der Zeitpunkt der Nahrungseinnahme wichtig (Organuhr, siehe S. 164 f.).

Je nach der Sensibilisierung des Konsumenten kommt noch ein **persönlicher, ethischer, ökologischer** und/oder auch **politischer Wert** beim Nahrungsmittel dazu. Er kann für den Kauf oder Nicht-Kauf genauso wichtig sein wie die Zusammensetzung des fraglichen Nahrungsmittels. So kauft beispielsweise ein «Tierliebhaber» wohl kaum Eier aus einer Käfighaltung (in der Schweiz seit 1.1.92 verboten; Importeier sind jedoch fast ausschliesslich «Käfigeier») und kein Fleisch von Kälbern aus einer Intensivmast. Die Grenze zwischen dem Tierliebhaber, der aus ethischen Gründen handelt, und dem ökologisch bewussten Konsumenten, der die ganzheitlichen Zusammenhänge sieht, ist fliessend. Bei beiden kann das Mitfühlen, die Anteilnahme am Schicksal der Mitgeschöpfe zum Verzicht auf Fleisch führen. Auch das Erkennen der Jaucheproblematik bei der Intensivmast und der damit zusammenhängenden Überdüngung der Seen kann bei entsprechender Sensibilität des Konsumenten zum Verzicht auf Fleisch oder auf Fleisch aus solchen Produktionen führen.

Ein mit der Dritten Welt solidarischer Konsument kauft eher ein teureres Produkt aus einem «Dritte-Welt-Laden», wenn er weiss, dass der Mehrpreis den dortigen Bauern zugute kommt. Der «politisch-sozial» oder auch ökologisch denkende Konsument kauft meist auch deshalb keine Monokultur-Produkte aus der Dritten Welt, weil er weiss, dass die intensive Produktion den Boden langfristig gesehen ruiniert und damit die Ernährungsgrundlage der dortigen Bevölkerung vernichtet.

«Bewusstwerdung» führt letztlich zu einer ganzheitlichen Sicht der globalen Zusammenhänge, zu einem vernetzten

Denken, also zu einem ökologisch-politisch-ethisch-psychologischen Bewusstsein. Es ist dies schlicht ein **ökologisches Bewusstsein,** das von der Wortbedeutung her (Oeko = Haus) alles umfasst. Wer sich also bewusst mit den Lebensmitteln auseinandersetzt, und sei es vorerst «nur» aus gesundheitlichen Ueberlegungen, wird früher oder später auch die Pflege und den Schutz unserer Umwelt (Mitmenschen, Tiere, Pflanzen, Boden, Wasser und Luft) miteinbeziehen.

Die Qualität eines Nahrungsmittels bloss auf die analytisch fassbaren Daten zu beschränken, wie es die heutige Ernährungswissenschaft tut, kommt einer wissenschaftlich nicht haltbaren Vereinfachung gleich. Sie spricht von Qualität und meint Quantität. Der Begriff «Qualität» hat immer auch mit etwas nur «subjektiv Wahrnehmbarem» zu tun. Qualität ist ein ganzheitlicher Begriff, der auch nicht messbare Grössen miteinbeziehen gemäss dem Leitsatz: **Das Ganze ist mehr als die Summe seiner Teile.** Das «mehr» sind sicher einmal die jeweiligen Wechselwirkungen der Teile untereinander, die Struktur und Organisation, welche physikalisch-chemisch (noch) nicht erfasst werden können. Leben ist immer eine Ganzheit. Das «Belebende» eines Lebensmittels ist und bleibt der Wissenschaft mit ihrer kausal-analytischen Denkweise solange verschlossen, bis sie das unermessliche Immaterielle in ihr Denken einbezieht. Die heutigen wissenschaftlichen Qualitätsvorstellungen sind also nur ein Teilaspekt des allumfassenden Begriffes «Qualität» und müssten dementsprechend erneuert werden.

Für den «bewussten» Menschen ist die These «das Ganze ist mehr als die Summe seiner Teile» schon längst spürbar (z. B. in Form des besseren, natürlicheren Geschmacks eines biologischen Produktes). Viele spüren auch, dass ein Nahrungsmittel, das mit grösster Sorgfalt in einem gesunden, unbelasteten Boden mit natürlichen Düngestoffen gezogen worden ist, eine «höhere» innere Qualität hat als ein konventionell angebautes Nahrungsmittel. Auch ein von Hand und mit «Liebe» schonend verarbeitetes Nahrungsmittel ist für den «Bewussten» von höherem Wert als ein industriell verarbeitetes (mikrowellenerhitztes) Produkt. Einem Industrieprodukt müssen beispielsweise, damit es wieder «ganz» ist, die durch den Verarbeitungsprozess verloren gegangenen Vitamine wieder beigefügt werden. Unser Ziel sollte sein:

- Wegkommen vom rein kausal-analytischen, Materie-orientierten Denken, vor allem, wenn es um «Qualität» oder um «Lebendiges» geht.
- Nicht nur ein einzelnes Element der Nahrung für sich allein werten, sondern stets auch die Kombination und Wechselwirkung aller Substanzen.
- Bewusstwerden, dass das Ganze stets mehr ist als die Summe seiner Teile.
- Je natürlicher ein Lebensmittel ist, desto weniger muss man sich um die Quantitäten einzelner Inhaltsstoffe kümmern. Sie sind eher in ausreichender Menge und im günstigen Verhältnis vorhanden.
- Das stofflich Fassbare eines Nahrungsmittels ist bloss ein Aspekt unter vielen. Subjektive Kriterien, welche genauso ihre Berechtigung haben und zum «Gesundheitswert» eines Nahrungsmittels beitragen, sind mindestens so wichtig.
- dem Individuellen muss mehr Rechnung getragen werden, besonders auch in der Ernährung. Der Durchschnittsmensch existiert in Wirklichkeit gar nicht (der individuelle Nährstoffbedarf kann beispielsweise um das Doppelte abweichen).
- Verschwindend kleine, heute noch nicht messbare Anteile in einem Nahrungsmittel können entscheidend sein für die Qualität, für den tatsächlichen Gesundheitswert eines Produktes, da dieses vom Organismus auch besser verwertet wird (z. B. gewisse Aromastoffe, die in biologischen Produkten stärker vertreten sind als in konventionellen).

- Nicht der absolute Gehalt eines Produktes, z. B. der Eiweissanteil, die Vitamine oder die Mineralstoffe sind entscheidend für den «Gesundheitswert» eines Nahrungsmittels, sondern die tatsächliche Resorption. Diese hängt von der richtigen Kombination der verschiedenen Stoffklassen und vor allem von der Güte (biologische Anbauweise) eines Produktes ab. Die Aufnahme des Eiweisses und dessen Umsetzung im Stoffwechsel ist beispielsweise von der gleichzeitigen Zufuhr von Eisen abhängig, und die Eisenverwertung hängt wiederum von der Zufuhr von Kupfer ab.
- Tierisches Eiweiss ist bei einer gesunden Ernährung nicht notwendig. Pflanzliches Eiweiss kann in der biologischen Wertigkeit das tierische Eiweiss weit übertreffen, wenn es richtig kombiniert wird. Das pflanzliche Zell-Eiweiss verkörpert eine aktivere Form im Vergleich mit der trägen tierischen Gerüst- und Speicherstoff-Form.
- Nahrungsempfehlungen (Recommended Daily Amount = RDA) stellen bloss Werte dar, die dem augenblicklichen Stand der Forschung entsprechen. Diese Werte sind umstritten, z. B. variieren die empfohlenen Werte für die tägliche Vitaminmenge in der Nahrung teilweise um das 5-10fache, beim Vitamin K sogar um das 100fache. Möglicherweise werden diese Werte morgen schon durch neuere, «bessere» Zahlen ersetzt (vergleiche die Entwicklung der Salz- und Eiweiss-Empfehlungen im Laufe der letzten Jahre).

Gesunde Nahrungsmittel sind wie folgt zusammengesetzt:

- Die Produkte(bestandteile) müssen nach Möglichkeit aus **biologischer,** bio-dynamischer oder mindestens «integrierter» Produktion stammen (**geringster Schadstoffgehalt).**
- Produkte aus der Gegend mit kurzen Transportwegen vorziehen

- nach Möglichkeit keine **Zusatzstoffe,** vor allem keine künstlichen Konservierungsstoffe, Farbstoffe, Emulgatoren usw.
- Kein oder nur sehr wenig **Kochsalz.** Wenn überhaupt, dann Meersalz vorziehen (Qualitätsunterschiede beachten)
- keine oder nur wenige Produkte und Zusätze mit raffinierten Kohlenhydraten wie Zucker und Weissmehl
- tierische Eiweisse (Fleisch, Fisch, Eier) durch pflanzliche (Soja, Pilze, Algen usw.) ersetzen
- tierische Fette durch hochwertige **kaltgepresste und schonend gepresste pflanzliche Oele** ersetzen
- genügend **Faserstoff**-Anteil
- vermehrt fermentierte (milchsaure Gärung) Produkte in die tägliche Nahrung einbauen (Sauerkraut, milchsaures Gemüse, Sauermilch, Kefir usw.)
- Je **natürlicher,** je weniger «veredelt», desto besser. Nahrungsmittel möglichst ganz essen (z. B. Äpfel mit der Haut essen und weniger in Form von Fruchtsaft)
- Frische Produkte verwenden! Sie sind reich an essentiellen Inhaltsstoffen. Sie sind besser als gekühlte Produkte, diese besser als tiefgekühlte und letztere besser als Konserven.

---

1. Aus den Lebensmitteln dürfen nur solche Stoffe entfernt werden, deren Nichtnotwendigkeit in jahrzehntelangen Beobachtungen sicher erwiesen ist.
2. Es dürfen nur Stoffe beigegeben werden, deren Unschädlichkeit ebenso sicher bewiesen ist. (Prof. W. Kollath, «Die Ordnung unserer Nahrung», Haug Verlag) ■

Buchempfehlung: Dr. Petra Kühne, «Lebensmittel-Qualität und bewusste Ernährung» (Verlag Freies Geistesleben).

Nahrungsergänzung durch basische Mineralsalze?

Die Forschung hat gezeigt, dass eine **adäquate Mineralstoffeinnahme von unschätzbarem Wert ist für eine stabile Gesundheit.** Einerseits ermöglichen sie das richtige Funktionieren der Vitamine in unserem Körper, andererseits können gewisse Nährstoffe ohne bestimmte Mineralstoffe nicht richtig assimiliert werden. Sie regulieren auch den Fluss der Körperflüssigkeiten. Die Mineralstoffe halten das empfindliche innere Wasser-Gleichgewicht aufrecht, das für all unsere geistig-seelischen und physischen Prozesse erforderlich ist. Ein Mineralstoffmangel kann zu physischen wie psychischen Störungen führen (Felmore limited Nr. 129, 1985). Mineralstoffe haben die Fähigkeit, uns zu verjüngen, unser Nervensystem zu stärken, Haare wachsen zu lassen, unseren Herzschlag zu normalisieren, uns mit Energie zu versorgen, die Müdigkeit zu verringern, unsere Denkkraft zu stärken und ein besseres Gedächtnis aufzubauen (Felmore limited Nr. 93, 1982).

Selbst wenn es nur an einem Mineralstoff mangelt, wird unser gesamtes System geschwächt. Krankheiten und allgemeinen physischen und psychischen Störungen sind dann Tür und Tor geöffnet. Man hat in Tierversuchen eindrücklich sehen können, was ein Mineralstoffmangel bewirken kann und wie die Symptome auch wieder zum Verschwinden gebracht werden können, wenn das fehlende Mineral wieder zugeführt wird.

Zugegeben – im Falle einer natürlichen, ausgewogenen, vollwertigen basenüberschüssigen Ernährung mit einem hohen Frischkostanteil kann man davon ausgehen, dass der Körper ausreichend mit Mineralstoffen und Spurenelementen versorgt wird. Da eine solche Ernährung leider auch heute noch nicht unbedingt der Norm entspricht, **droht den**

Menschen in den westlichen Industrieländern eine Unterversorgung an einigen **Mineralstoffen und Vitaminen** (Prof. Dr. med. H. Kasper, 1985, S. 58). Besonders Zink, Eisen, Calcium, aber auch Magnesium (Prof. Dr. med. H.-J. Holtmeier, 1988) zählen zu den «kritischen» Mineralsalzen (H. Scholz, 1990, S. 147).

Wertvermindernden Einfluss haben folgende Raffinierungsverfahren (Dr. F. Kieffer, 1977):
- Schälen und Polieren von Reis
- Ausmahlen von Getreide zu Weissmehl
- Stärkefabrikation und Zuckerraffination
- Raffination von Fetten und Ölen
- Trinkwasserenthärtung
- Blanchieren von Gemüse für Konserven- und Gefrierkost usw.

Folgende Zubereitungsverfahren führen zu bedeutenden Qualitätseinbussen:
- zu langes Weichkochen von Gemüse in zuviel Wasser (anstelle des schonenden Garens im eigenen Saft oder über Dampf)
- Schälen von Früchten und (Über)Rüsten des Gemüses

Negativ beeinflusst wird die Mineralstoffbilanz zudem durch die heutige **Agrartechnik mit ihrer intensiven Bodenbewirtschaftung.** Künstliche Düngmethoden führen zu einer **zunehmenden Verarmung an natürlichen Spurenelementen** wie beispielsweise Zink und Mangan. Dieser Mangel bewirkt, dass die Pflanze gewisse Mineralien (z. B. Magnesium) nicht mehr optimal aufnehmen kann. Solches Gemüse ist um das ärmer an diesen Mineralien und Spurenelementen (Dr. med. C. Pfeiffer, 1178).

Unser Organsystem wird durch die zunehmende Verseuchung der Nahrung, des Wassers und der Luft mit chemischen Schadstoffen immer mehr belastet. Gewisse Zusatzstoffe in unserer Nahrung, z. B. die **Konservierungsmittel,** können zu einer Resorptionshemmung und damit zu einer Unterversorgung von Magnesium führen (Prof. Dr. med. H.-J. Holtmeier, 1988, S. 53). Ein anderes Konservierungsmittel in unserer Nahrung behindert die Wirkung von Eisen, Calcium und Zink (Dr. M. Colgan in: Felmore limited Nr. 33). Die Belastung der Umwelt mit Schwermetallen führt zu einem erhöhten Mineralstoff- und Spurenelementbedarf, z. B. von Zink (Dr. med. C. Pfeiffer, 1978). Der **saure Regen** senkt den pH-Wert des Bodens, was z. B. zusätzlich zu einer gestörten Magnesiumaufnahme führt (Prof. Dr. med. H.-J. Holtmeier, 1988, S. 54).

Die Fähigkeit, Mineralstoffe (und Vitamine) optimal zu verwerten, kann durch unsere **moderne Lebensweise** mit unserem Konsum von **Drogen, Medikamenten, Hormonen, Alkohol, Zigaretten,** aber auch durch **Krankheit, chirurgische Eingriffe, Stress** sowie emotionale und verhaltensmässige Faktoren negativ beeinflusst werden. Mit anderen Worten: wir verbrauchen meist mehr von gewissen Mineralien und Spurenelementen, als wir uns durch die tägliche Nahrung zuführen.

Resorptionsstörungen, von denen immer mehr Menschen betroffen sind, sind auf eine **Schwächung der Verdauungsenzyme** und auf **Dysbiosen** (ungeeignete Darmflora-Zusammensetzung) zurückzuführen. Diese können zu gravierenden Mangelzuständen, v. a. an Zink, aber auch zur Minderresorption von weiteren Mineralstoffen, Spurenelementen und Vitaminen führen. Auch ein **Magensäuremangel** führt neben einer Störung der Eiweissverdauung zu unzureichender Resorption von Eisen und Zink (neben wahrscheinlich weiteren Spurenelementen).

Mangelndes körperliches Training kann zu einer trägeren Zirkulation und damit zu einem nicht optimalen Nährstofftransport zu den Zellen führen, mit dem Resultat eines Defizits an gewissen Mineralstoffen, Spurenelementen und Vitaminen.

Ernährung für Gesunde und Kranke

Der speziell bei Frauen verbreitete **Schlankheitstrend** führt dazu, dass die Frau zwischen 35-44 Jahren im Durchschnitt weniger als 1400 Kcal pro Tag zu sich nimmt, wie eine Umfrage ergeben hat (Felmore limited Nr. 129). Nach Meinung der Experten reicht diese kalorische Nahrungszufuhr aber nicht aus, um den Körper mit den benötigten Nährstoffen zu versorgen. Das Minimum liegt bei etwa 2000 Kcal/Tag.

Ein Ungleichgewicht einzelner Mineralstoffe und Spurenelemente kann umgekehrt auch zu einem Ungleichgewicht anderer Elemente führen, die zum Teil miteinander antagonistisch (gegensätzlich) verbunden sind.

Besondere Beachtung verdienen bestimmte **Risikogruppen** wie Jugendliche nach der Pubertät, Schwangere, Stillende, Senioren, aber auch Leistungssportler, die einen erhöhten Verbrauch an bestimmten Mineralstoffen und Spurenelementen haben. Neuere Untersuchungen an Schwangeren haben beispielsweise ergeben, dass 20-30 % einen Eisenmangel, eine andere Untersuchung spricht von ca. 50 % bei Frauen allgemein (H. Scholz, 1990, S.93) und 80-90 % (!) einen Magnesium- und Zinkmangel aufweisen (H. Scholz, 1990, S. 147).

Viele unserer sogenannten Zivilisationskrankheiten hängen direkt mit unserer allgemeinen **Übersäuerung** (Überangebot säurebildender Stoffe durch tierische Nahrung und zuckerhaltige Speisen) zusammen. Dadurch werden unsere basischen Mineralstoffreserven laufend aufgebraucht.

Wir haben gesehen, dass eine negative Mineralstoffbilanz weit verbreitet ist. Und da diese Stoffe für unsere Gesundheit mindestens so wichtig sein dürften wie die Vitamine (viele Vitamine funktionieren z. B. nur in Anwesenheit gewisser Mineralstoffe), ist heutzutage eine mineralische basenüberschüssige Nahrungsergänzung (Nimbasit/Erbasit) als Prophylaxe in vielen Fällen angezeigt. Man soll nicht solange warten, bis eine Mangelerscheinung auftritt. Ziel ist, eine stabile Gesundheit aufzubauen, die gewisse Reserven hat und die nicht beim ersten negativen Faktor erschüttert werden kann.

Und wie steht es mit einer **Überdosierung?** Allgemein kann gesagt werden, dass heute viel eher ein Mangel an diversen Mineralstoffen und Spurenelementen zu gesundheitlichen Problemen führen kann als ein Zuviel. Zudem besitzt der Körper ein selbstregulierendes System, das normalerweise bloss soviel resorbiert wie es benötigt. Bei einem Mangel an gewissen Mineralstoffen und Spurenelementen ist der Organismus auf eine Aufnahme eingestellt. Er wird in diesem Fall mehr als bei ausgeglichener Bilanz resorbieren. Bei einem Überangebot eines Minerals oder von Spurenelementen, d. h. bei entsprechender Sättigung des Organismus, scheidet der Körper mit Ausnahme einiger Schwermetalle die Überschüsse aus (z. B. regulär via Niere und Stuhl, z. T. auch durch das Schwitzen, aber auch via Durchfall und Erbrechen), so dass meist kaum Probleme bei einer Überdosierung entstehen.

Was die Richtwerte für die Einnahme einzelner Mineralstoffe und Spurenelemente betrifft, ist es interessant zu sehen, dass sie sich im Laufe der letzten Jahre stetig nach oben bewegt haben, gestützt auf neuere, zusätzliche Erkenntnisse. Wir wissen also heute nicht, wie hoch der von der Wissenschaft als optimal erachtete Wert morgen sein wird. Weil die effektiv benötigten Mengen von verschiedenen Faktoren abhängen (Alter, Geschlecht, Konstitution, Gesundheitszustand, Belastungen usw.), ist eine generelle Einnahmeempfehlung ohnehin recht fragwürdig.

Zuletzt noch ein ganz anderer Aspekt: Wenn der Körper mit genügend Mineralstoffen im richtigen Verhältnis versorgt wird, benötigt er auch weniger Eiweiss (Felmore limited Nr. 93, 1982). Diese Tatsache könnte in doppelter Hinsicht fruchtbar sein: Wenn wir in der westlichen Welt weniger tierisches Eiweiss verzehren, das erwiesenermassen viele unserer Zivilisationskrankheiten fördert, können wir etwas für unsere Gesundheit tun. Wir würden damit aber auch etwas gegen den Hunger in der Dritten Welt unternehmen. Für unsere Fleischproduktion importieren wir Getreide, das die Menschen in den Entwicklungsländern zum Überleben, als tägliche Nahrung dringend brauchen.

Literatur

(Fettgedruckte Titel beziehen sich auf im Text verwiesene, allgemein lesenswerte Bücher)

- **Anemueller H., Dr. med: Die Molke Trinkkur** (Lizenzausgabe Reform Verlag, CH-Rapperswil)
- Beckham J. C. et al.: Stress and Rheumatoid Arthritis. Can a cognitive coping model help explain a link? (In Seminars in Arthritis and Rheumatism, Vol. 17/No. 2, 81-89 (1987)
- **Böhmig Ulf, Dr. med.: Naturnahe Behandlung – Rheumaschmerz und Gicht** (Orac-Verlag, 1982)
- **Bruker M. O., Dr. med.: Rheuma – Ursache und Behandlung** (EMU-Verlag, 1990)
- **Burgerstein Lothar: Orthomolekulare Medizin – Heilwirkung von Nährstoffen** (Haug Verlag, 1985)
- **Dahlke Rüdiger, Dr. med.: «Bewusst Fasten»** (Urania Verlag, 1985)
- **Dethlefsen T./Dahlke R.: Krankheit als Weg** (C. Bertelsmann Verlag, 1983)
- **Enders Norbert, Prof. Dr. med.: Hausapotheke für den homöopathischen Patienten** (Haug Verlag, 1987)
- Felmore limited Health Publications, 1 Lamberts Road, P.O. Box 1, Turnbridge Wells TN2 3EQ, GB
- **Fessel Jacqueline/Sulzberger Margrit: Vollwert-Fibel. Die Grundlage für eine gesunde und bekömmliche Ernährung** (Midena Verlag, 1989)
- Fleisch H., Prof.: (Referat), zitiert in NZZ Nr. 91 vom 13.1.88, S. 79
- Freeman A. E., et al.: Proc. Nat. Acad. Sci US 68, 445 (1971)
- **Hay Louise L.: Gesundheit für Körper und Seele** (Heyne Verlag, TB Nr. 9542, 1984)
- Heaney R.: «Calcium Nutrition and Bone Health in the Elderly», Amer. J. Clinical Nutrition, 36, 986 (1982)

Literatur

- Hegsted M.: «Urinary Calcium and Calcium balance in young men as affected by level of protein and phosphorus intake». J. of Nutrition, 111, 557 (1981)
- Holtmeier Hans-Jürgen, Prof. Dr. med.: Das Magnesiummangelsyndrom (Hippokrates Verlag, 1988)
- Homsy J. et al.: «Nutrition and Autoimmunity: A Review», Clinical exp. Immunology, Vol. 65, 473-488 (1986)
- **Jackson Robert G., Dr. med.: Nie mehr krank sein!** (Albert Müller Verlag, Zürich, 1946), vergriffen.
- **Jarvis D. C., Dr. med.: Rheuma ist kein Schicksal** (Hallwag Verlag, 1989)
- Kasper Heinrich, Prof. Dr. med.: Ernährungsmedizin und Diätetik, (Verlag Urban & Schwarzenberg, 1985)
- Katase A., Prof. Dr. med. In: «Der Einfluss der Ernährung auf die Konstitution des Organismus» (Verlag Urban & Schwarzenberg, 1934)
- Katase A., Prof. Dr. med. In: «Calcium Medicine» (Ningen No Igaku Co., Osaka, 1948)
- **Kelder Peter: Die fünf Tibeter** (Integral Verlag, 1989)
- Kieffer F.: Spurenelementmangel als Folge der technologischen Verarbeitung und Zubereitung der Lebensmittel. In: Probleme der Ernährungs- und Lebensmittelwissenschaft, Bd. 5, Maudrich, Wien, 1977
- **Kollath Werner, Prof. Dr. med.: Die Ordnung unserer Nahrung** (Haug Verlag, 1987)
- Kouchakoff P.: «Nouvelles lois de l'alimentation humaine basée sur la leucocytose digestive», erschienen in Mémoires de la Société Vaudoise des Sciences naturelles 5,21 (21. 8. 1927)
- **Kousmine Catherine, Dr. med.: Gesundheit auf dem Teller** (Delachaux & Niestlé, Lausanne)
- **Krieger Verena: Die Getreideküche** (AT Verlag, 1986)
- **Kühne Petra: Lebensmittelqualität und bewusste Ernährung** (Verlag Freies Geistesleben, 1985)
- **Kushi Michio: Das Buch der Makrobiotik** (Verlag Bruno Martin, 1979)
- **Kunz-Bircher Ruth: Gesund mit Bircher-Benner** (Hallwag Verlag, 1981)

- **Lützner Hellmut, Dr. med.: «Wie neugeboren durch Fasten»** (Verlag Gräfe und Unzer)
- **Lützner Hellmut, Dr. med.: «Richtig essen nach dem Fasten»** (Verlag Gräfe und Unzer)
- Matzkies F., Jürgens, O.: «Wirkung eines laktathaltigen Getränkes». Zum Ernährungswiss. 26, 286-275 (1987)
- Newnham Rex E.: «Agricultural Practices affect Arthritis». In: Nutrition and Health, Vol. 7, No. 2, 89 (1991)
- **Opitz Christian: Die Gesundheitsrevolution** (Verlag Bewusstes Dasein, Zürich, 1990)
- **Palm Hubert, Dr. med.: «Das gesunde Haus – Unser nächster Umweltschutz»** (Ordo-Verlag, Konstanz)
- **Peale Norman Vincent: Die Kraft positiven Denkens** (Oesch Verlag)
- Perger F., Dr. med.: Zur Frage der Herdtherapie und der Kostenübernahme durch Sozialversicherungen. Deutsche Zeitschrift für Biologische Zahnmedizin Nr. 3, 89 (1987)
- Pfeiffer Carl C., Dr. med., Dr. phil.: Zinc & other Micronutrients, Keats Publ. Inc., New Canaan, Conn. (1978)
- **Renzenbrink Udo, Dr. med.: Zeitgemässe Getreide-Ernährung** (Rudolf Geering Verlag, Dornach, 1979)
- Scholz Heinz: Mineralstoffe und Spurenelemente (Trias, 1990)
- Summ Ursula: Schlank werden nach Dr. Hay Trennkost – mit Vollwertrezepten (Falken Verlag, 1988)
- Ulmer G. A.: Ernährung mit Vernunft (Günter Albert Ulmer Verlag, Schönaich)
- **Vasey Christopher: L'équilibre acido-basique** (Edition Jouvence, Onex-Genève, 1991)
- **Vester Frederic: Phänomen Stress** (DTV Sachbuch Nr. 1396, 1982)
- **von Koerber / Männle / Leitzmann: Vollwert-Ernährung** (Haug Verlag, 1987)
- Walb Ludwig, Dr. med.: Die Hay'sche Trennkost (Haug Verlag, 1988)
- **Wandmaker Helmut: Willst Du gesund sein? Vergiss den Kochtopf** (Waldthausen Verlag, 1990)

Stichwortverzeichnis

(fettgedruckte Seitenzahlen = nähere Beschreibung)

A

Aderlass 115
Adrenalin (Hormon der Nebennieren) **51, 132**
Aggression 70, 76, 80, 81, 133
Aktivität 56, 67, 74, 101, 127, 133, 162
Akupunktur 47, **51f.**, 117, 120, 136
Alkalose (Basenüberschuss) 145
Alkohol 23f, 25, 37, 45, 72, 93, 96, 129, 164, **182f.**, 200, 203, 216, 230
Allergie (siehe auch Nahrungsmittelallergie) 139, 145, 180, 184, 193, **204f.**
Amalgam 47, 50, 93
Analogie 53f., 70
Antibiotika 44, 49f., 90, 156, 195
Arachidonsäure 201
Arteriosklerose 38, 133, 139, 190, 197
Arthritis 14, 17, **19f.**, 33, 37, 44, 46, 52, 64, 65, 66, 88, 90, 91, 92, 94, 113, 118, 119, 180
Arthrose 14, 17, **21**, 33, 65, 114, 115, 117, 118, 120
Aschner, Bernhard, Dr. med. (1886-1960) **115**
Aspirin (Salicylate) 30
Atemtherapie **99f.**
Ausscheidung 45, 46, 55, **88ff.**, 96f., 104, 108, 143, **145, 161**, 182, 185, 214, 216f.
Autoimmunkrankheit **64**
Azidose (Säureüberschuss) 89, **145ff.**, 165, 192

B

Bach, Edward, Dr. med. (engl. Arzt, 1886-1936) 44, 71, 107
Bachblüten **107**
Ballaststoffe (Faserstoffe) 38, 46, 138f., 161, 166, 170, 172, 179, **187ff.**, 200
Basenräuber 23, **151**, 158
Basenüberschüssige Nahrung 35, 89, 152, **155f.**, 177, 180, 183, 212, 228ff.
Baunscheidt 115, **120**
Bekleidung **61f.**
Bewegung 19, 21, 24, **54f.**, 67f., **74f.**, **97f.**, 127f., 145, 159f., 201
Bewegungstherapie **97ff.**, 108, **127f.**

Bindegewebe 13, 25, **40f., 48ff.**, 64, 74, 116, 118, 136, 147, 148, 208, 213
Biologische Qualität **138**, 156, **169**, 203, 206, **210, 220**, 226
Blähung 117, 174, **176**, 204, 216, 218
Blutegel 115
Blutkreislauf 19, 40f., 46, 50, 52, **55**, 99, 107, 108, 136, **145**, 147, 159, 160, 162f., 170, 214
Bor **94**
Bruker, M. O., Dr. med. 33, 97, 136

C

Calcium **23f.**, 89, 90, 146, 150, 151, 155f., 158, 184, 193, 194, 213, 229, 230
Chakra (Energiezentrum) **77f.**, 106
Chiropraktik 100, **121**
Cholesterin 165, 189, **196ff.**, 214
Cortison **30**, 49, 91, 119, **132**, 196

D

Darmflora (Darmbakterien) 35, 37, **44**, 89, 91, **115f.**, 136, 139, 173, 180, 189, 193, 205, 207, 213, 216, 230
Degeneration 21, 28, 33, 42, 158, 204
Depression 13, 34, 49, 52, 62, 67, 75, 76, 126, 204
Diabetes 34, 39, 94, 139, 146, 147, 165, 170, 180, 190
Diurese (Harnausscheidung) 89, 109ff., 120, 161, 181, 182, 184
Dritte Welt **39**, 223, 233
Durchblutung 22, 23, **99**, 107, 108, 111, 136, 145, 147, 159, 197, 198

E

EAPV (Elektroakupunktur nach Voll) 47, 136
Eier 34, 37, 39, 96, 106, 139, 148f., 158, 169, 175, 177, 198, 219, 223, 227
Eisen 90, **159**, 194, 226, 229, 230
Eiweiss (Protein) **23**, 32, 37, **39ff.**, 96, 129, 139, 141, 153, 157, **164**, 167, 170, 172, **174ff.**, 188, 193, 204, 214, 216, 218, 219, 222, **226, 232**
Eiweissspeicherkrankheit **39ff.**
Ekzem 34, 95, 184, 204, 215, 216

237

Energie 10, 39, 40, 48, **51f.**, 59, **76**, **77f.**, **80f.**, 98, 99, 101, 104, 105f., ,124, 132, 133, 136, 143, 159, 162, 168, 170, **174**, 176, **181**, 191, **209**
Entspannung **51**, **100**, **101**, **127**, 134, 211
Entzündung 13, 14, **20**, 21, 25, 26, **37**, 46, **47**, 50, 52, 61, 62, **76**, 80, 93, 95, **106**, 109f., 115, 118, 120, 136, 145ff., 190, 207
E-Nummern (Zusatzstoffe) **205f.**
EPA (Eikosapentaensäure) **94f.**
Erdstrahlen **62f.**
Ernährungsgewohnheit 26, 32, 43, 45, 87, 137, 184, 187, 199, **215f.**
Ernährungsgrundsätze 137ff.

F

Farbtherapie 108
Faserstoffe (siehe Ballaststoffe)
Fasten 40, 42, 46, **88**, **116**, 128, **207ff.**, 217
Fettsäuren 91, 94, 132, **139**, **149**, **198ff.**, 216
Fisch 26, 34, 37, 39, 41, 94, 96, 106, 139, 148, 157, 169, **174f.**, 190, 192, 198, 201, 219, 227
Fleisch **23**, 25, 34, **36ff.**, 39f, 49, 96, 106, 139, **148f.**, 157, 158, 175ff., 190, 198, 202f., 219, 223, 233
Fliessgleichgewicht 41, **150**
Freude 27, 57, 58, 60, 73, 78, 98, 123, 124, 126, 143, 170, 181, 209
Frischkornbrei 44, **141**, 170
Früchte (Obst) 44, 88, 96, 138, 141, 148, 152, 154, 167, 169, 175f., **178ff.**, 183, 187, 198, 200, 211, 229

G

Gallensäure 164, 167, 170, 188, **189**
Gedanken(Qualität) 29, **56ff.**, 76, **80f.**
Geistige Einstellung 10, 11, 14, 28, 54, **59f.**, 79, **81**, **102f.**, 123, 135, 166, 181
Gelenkaufbau **19**
Gemüse 44, 89, 90, 97, **138**, 140, 151, **155**, 167, 169f., 172, 175ff., **178f.**, 187f., 191ff., 198, 202, 211, 218, 229
Getreide 23, 39, 44, 96, 137, 141, 148, 150, 156, 169, 170, **171ff.**, 175f., 182, 187, 194ff., 200, 204, 229, 233
Gewohnheit 32, 45, **67f.**, 86, 87, 98, 100, 184
Gewürze 90, 155, 177, 218
Gicht **24ff.**, 33, 36, 39, 64, 65, 89, 90, **95ff.**, 99, 109ff., 113f., 115, 192
Grundregulationssystem (Pischinger) **48ff.**, 93, 205

H

Haare 35, 181, 216, 228
Harnsäure **25f.**, 36, 40, 89, 91, 96, **97**, **109ff.**, 113f., 136, 143, 148, 160, 184, 213

Harnstoff 36, 40, 148
Haut 61, 62, 99, 108, **115**, 120, 145, **161**, 181, 197, 204, 215, 216
Hay, Louise L. (amerikan. Psychotherapeutin) 104
Haysche Trennkost (nach Dr. med. Howard Hay) 141, **174ff.**
HDL (siehe unter Cholesterin)
Herd (siehe Störfeld)
Herzinfarkt **41**, **197**
Herz-Kreislauf-Störungen 17, 33, 34, 38, **39ff.**, 42, 50, 52, **55**, 66, 94, 95, 98, 133, 139, 147, **170**, **189**, **197**, 214
Hippokrates (griech. Arzt, 460-370 v. Chr.) 85, 116, 168, 180, 214
Homöopathie **113f.**
Homöostase **48**
Hülsenfrüchte (Bohnen, Soja, Linsen usw.) 96, 138, **155**, 157, 169, 175f., 187, 194, 219
Humoraltherapie (siehe unter Aschner)
Hunger 40f., 43, 137, 146, 179, 188, 210, 212, 233
Hyperaktivität 205
Hypertonie (Bluthochdruck) 26, **41**, 42, **55**, 165, 170, 190, 197, 207, 214
Hyperventilation 162

I

Immunsystem 20, 30, 35, 42, 48, 49, 52, 64, 94, 103, 107, 117, 128, 132, 146, 172, 182, 193, 204
Instinkt 10, 22, 29, 73, 89, 129, 182, 206
Irisdiagnose **136**

K

Kältetherapie 20, 22, **108**
Kaffee 23, 24, 37, 45, 72, 93, 96, 129, 158, **184**, 187, 195
Kalium 150, 152, 155, 161, 193, 212f.
Kapillare **40f.**, 48, 143, 149, 213
Karma **82f.**
Klima 61
Kneipp (Wasseranwendung) 128, 163
Knoblauch 155, 201
Körperhaltung 22, 52, **53f.**, 74, **76f.**, 99f., **104f.**
Kombucha **201**
Konservierung (natürliche) 173, **191**
Kousmine, Catherine, Dr. med. (Schweiz. Ärztin, geb. 1904) **91**
Krankheits-Definition 71, 75, 85

L

LDL (siehe unter Cholesterin)
Lebensweise 52, 64, 129, 230
Leber **46**, 52, 96, 111, 115, 120, 137, 147, 160, **164**, 168, **183**, 196ff., 207, **213**, 217